Verhaltensexperimente

Standards der Psychotherapie
Band 12

Verhaltensexperimente

Prof. Dr. Ulrich Stangier

Die Reihe wird herausgegeben von:

Prof. Dr. Martin Hautzinger, Prof. Dr. Tania Lincoln, Prof. Dr. Jürgen Margraf, Prof. Dr. Winfried Rief, Prof. Dr. Brunna Tuschen-Caffier

Die Reihe wurde begründet von:

Martin Hautzinger, Kurt Hahlweg, Jürgen Margraf, Winfried Rief

Ulrich Stangier

Verhaltensexperimente

hogrefe

Prof. Dr. Ulrich Stangier, geb. 1958. 1978–1984 Studium der Psychologie in Frankfurt. 1984–1987 Promotionsstipendium der Hessischen Graduiertenförderung. 1987 Promotion. 1987–2003 Wissenschaftlicher Mitarbeiter am Zentrum für Hautkrankheiten der Universität Marburg. 1993–2000 Hochschulassistent am Institut für Psychologie der Universität Frankfurt. 2000 Habilitation. 2000–2004 Hochschuldozent am Institut für Psychologie der Universität Frankfurt. 2004–2008 Professur für Klinisch-psychologische Intervention an der Universität Jena. Seit 2008 Professor für Klinische Psychologie und Psychotherapie an der Universität Frankfurt.

Bibliografische Information der Deutschen Nationalbibliothek
Die Deutsche Nationalbibliothek verzeichnet diese Publikation in der Deutschen Nationalbibliografie; detaillierte bibliografische Daten sind im Internet über http://dnb.dnb.de abrufbar.

Hogrefe Verlag GmbH & Co. KG
Merkelstraße 3
37085 Göttingen
Deutschland
Tel. +49 551 999 50 0
Fax +49 551 999 50 111
info@hogrefe.de
www.hogrefe.de

Satz: Matthias Lenke, Weimar
Druck: mediaprint solutions GmbH, Paderborn
Printed in Germany
Auf säurefreiem Papier gedruckt

1. Auflage 2023

(E-Book-ISBN [PDF] 978-3-8409-3113-0; E-Book-ISBN [EPUB] 978-3-8444-3113-1)
ISBN 978-3-8017-3113-7
https://doi.org/10.1026/03113-000

Inhaltsverzeichnis

„Denken und Tun, Tun und Denken, das ist die Summe aller Weisheit,
von jeher anerkannt, von jeher geübt, nicht eingesehen von einem jeden.
Beides muß wie Aus- und Einatmen sich im Leben ewig fort hin und wider bewegen;
wie Frage und Antwort sollte eins ohne das andre nicht stattfinden.
Wer sich zum Gesetz macht, was einem jeden Neugebornen
der Genius des Menschenverstandes heimlich ins Ohr flüstert,
das Tun am Denken, das Denken am Tun zu prüfen,
der kann nicht irren.“

Johann Wolfgang von Goethe: Wilhelm Meisters Wanderjahre II, 9

1 Beschreibung der Methode

1.1 Definition

Experimente dienen in der Wissenschaft dem Nachweis, ob Hypothesen zutreffen. Ein Experiment ist ein Versuch, durch den eine Hypothese bestätigt oder widerlegt werden soll. Nicht anders ist die Definition von Verhaltensexperimenten. Aus den individuellen Überzeugungen werden Erwartungen für bestimmte Situationen abgeleitet, die durch Beobachtungen oder Handlungen in der Lebensrealität gezielt überprüft werden. Stimmen die empirischen Beobachtungen mit der Überzeugung überein, dann unterstützt dies den Wahrheitsgehalt der Überzeugung; stimmen sie nicht überein, ist die Überzeugung zu revidieren. Im philosophischen Sinn entstammen Verhaltensexperimente dem Empirismus: Beobachtung und Erfahrung geben uns Auskunft darüber, ob eine Überzeugung bzw. Erkenntnis gerechtfertigt ist.

Verhalten ist Mittel zum Zweck: Bestimmte Handlungen werden ausgeführt, um anhand der Auswirkungen gezielt Informationen zu sammeln, die für die Überzeugung relevant sind, dafür bzw. dagegen sprechen. Verhaltensexperimente zählen somit zu den Verfahren der kognitiven Umstrukturierung: Sie zielen darauf ab, durch Erfahrungen, d.h. durch Experimentieren, Überzeugungen zu verändern, die Leiden verursachen.

Definition

Verhaltensexperimente sind „geplante erlebnisorientierte Aktivitäten, die auf Experimentieren oder Beobachtung basieren" (Bennett-Levy et al., 2004, S. 8; Übers. vom Autor). Diese leiten sich unmittelbar aus dem Erklärungsmodell des Problems ab und zielen darauf, neue Erfahrungen zu sammeln, die zur Überprüfung und Modifikation bestehender Überzeugungen der Patient:innen beitragen.

Geplante erlebnisorientierte Aktivitäten

Nicht immer sind jedoch aus Überzeugungen klare Hypothesen abzuleiten, zum Beispiel, weil Erfahrungen aufgrund von Vermeidung der Situation fehlen oder nur vage Überzeugungen formuliert werden können. In diesem Fall sind Verhaltensexperimente nicht auf die Testung von Hypothesen ausgerichtet, sondern auf die Beobachtung von Reaktionen oder dem Entdecken von

Neue Erfahrungen sammeln

Zusammenhängen. Offene Verhaltensexperimente dienen somit dem Ziel, neue Erfahrungen zu sammeln und hieraus Erkenntnisse abzuleiten. Dieser zweite Typ von Verhaltensexperiment ist somit stärker an Erfahrungslernen und Persönlichkeitsentwicklung orientiert.

Fallbeispiel

Eine Patientin mit chronischer Depression hatte die Überzeugung, dass andere Menschen sie als egoistisch ablehnen würden, wenn sie eigene Interessen äußern würde. Sie fühlte sich deshalb sehr verletzlich und vermied es, offen für ihre persönlichen Rechte einzutreten. Mit einer Nachbarin, die sie an sich sympathisch fand, gab es einen Anlass, der eine Kette von negativen Gedanken zur Folge hatte. Eines Tages stand auf dem Flur vor der Wohnung ein kleiner Tisch, der sie störte. Sie empfand dies als rücksichtslos und stellte den Tisch in den Keller. Tagelang grübelte sie über die mögliche Reaktion der Nachbarin und vermutete, dass diese wegen der „eigenmächtigen" Beseitigung des Tischs wütend auf sie sei. In der Therapie wurde herausgearbeitet, dass diese Situation typisch für die großen Belastungen sei, die zwischenmenschliche Konfliktsituationen in ihrem Leben haben, und dass sie sich grundsätzlich eine selbstbewusstere Klärung solcher Probleme wünschen würde. Jedoch war sie der festen Überzeugung, dass sie sich den Angriffen der Nachbarin aussetzen würde, wenn sie sie darauf ansprechen würde. Andererseits konnte sie nachvollziehen, dass die Kette von negativen Erwartungen im Widerspruch zu ihrem ansonsten positiven Eindruck der Nachbarin stand. Auf dieser Grundlage wurde die alternative Interpretation entwickelt, dass die Nachbarin den Tisch nur vorübergehend rausgestellt hatte, um ihn abzutransportieren.

Sie willigte in ein Verhaltensexperiment ein, in dem sie die Nachbarin auf den Tisch ansprechen und ihr mitteilen wollte, dass sie selbst den Tisch weggestellt hatte, weil dieser sie gestört hatte. Ihre Erwartung war, dass die Nachbarin sehr ärgerlich reagieren und ihr Verhalten unverschämt finden würde. Obwohl sie eine fast unerträgliche Spannung empfand, setzte sie am nächsten Tag das Verhaltensexperiment um. Zu Ihrer Überraschung reagierte die Nachbarin verständnisvoll; sie entschuldigte sich und erzählte, dass ihre Tochter den Tisch rausgestellt hatte, um diesen in ihre Wohnung mitzunehmen. Die Patientin war sehr erleichtert, und es entwickelte sich noch ein angeregtes Gespräch über die beruflichen Pläne der Tochter. In der nächsten Therapiesitzung wurde dieses unerwartete Ergebnis analysiert. Die Patientin fand die Erfahrung hilfreich, um die Erwartung von Ablehnung durch andere zukünftig mehr infrage zu stellen und davon auszugehen, dass sie zwischenmenschliche Konflikte besser lösen kann, als sie bislang glaubte.

Begründen, planen, erfahren, reflektieren

Das Beispiel verdeutlicht einige Merkmale von Verhaltensexperimenten.

- *Begründung in einem Erklärungsmodell:* Vorhersagen beruhen auf Annahmen, wie Kontext, Erleben und Handlungen zusammenhängen. Ohne Bezug zu einem individuellen Erklärungsmodell des Problems würden die Ergebnisse für Patient:innen möglicherweise keine persönliche Relevanz haben. Zum Beispiel ist es für die Patientin aus dem Fallbeispiel weniger relevant, herauszufinden, ob sie peinlich wirkt, wenn sie im Gespräch nicht die richtigen Worte finden sollte.
- *Planung:* Handlungen werden vorher so festgelegt, dass Zusammenhänge überprüfbar werden. Bei der Planung ist auch zu berücksichtigen, nach welchen Kriterien die Ergebnisse eindeutig interpretiert werden können. Dies ist weder bei spontanen Handlungen gewährleistet noch bei nachträglicher Umbewertung von Handlungen in Verhaltensexperimente. Zufällig von der Tochter der Nachbarin zu erfahren, dass sie den Tisch weggestellt hatte, wird nicht helfen, die Erwartung von Ablehnung zu überprüfen.
- *Erfahrung:* Die Überprüfung von Annahmen anhand realer Erfahrungen ist mit einer höheren Evidenz verbunden als die rationale Analyse. Allerdings kann der Erkenntnisgewinn durch Verzerrungen in der Wahrnehmung und Verarbeitung der Erfahrung beeinträchtigt werden. Würde sich die Patientin auf ihre Anspannung oder Erinnerungen an vergangene Konflikte konzentrieren, würde die Interaktion negativer wahrgenommen. Deshalb sind Verhaltensexperimente auch mit dem Einüben angemessener Verarbeitung in der Situation verbunden.
- *Reflexion:* Auch die Schlussfolgerungen aus einer Erfahrung sind von Verarbeitungsprozessen beeinflusst. Nachträgliche Umbewertungen können dazu führen, dass Erfahrungen verzerrt interpretiert werden, zum Beispiel als mehrdeutig oder nicht relevant, oder neue Kriterien für die Beurteilung herangezogen werden. Zum Beispiel könnte die Patientin im Nachhinein die Ehrlichkeit der Nachbarin in Zweifel ziehen und annehmen, dass diese sich nur verstellt hat, um Auseinandersetzungen zu vermeiden.

Aus diesen Gründen ist in der Anfangsphase der Therapie die Einbettung in den Therapieprozess und die Begleitung durch die:den Therapeut:in notwendig, um Probleme bei der Umsetzung von Verhaltensexperimenten zu vermeiden.

1.2 Abgrenzung von anderen Methoden

Verhaltensexperimente wurden explizit erstmalig von Beck, Rush, Shaw und Emery (1979, S. 56) in dem grundlegenden Therapiemanual zur kognitiven Therapie der Depression beschrieben. Mit dem Ziel, Überzeugungen anhand der Realität zu überprüfen, stellen Verhaltensexperimente eine wichtige Erweiterung der verbalen Methoden zur kognitiven Umstrukturierung, insbesondere des Sokratischen Dialogs, dar (vgl. Abbildung 1).

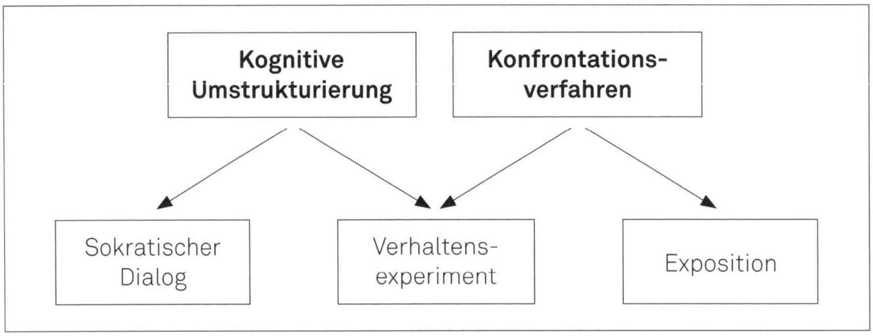

Abbildung 1: Einordnung von Verhaltensexperimenten in der Verfahrenssystematik

Im Sokratischen Dialog versucht der:die Therapeut:in durch verbale Exploration, d.h. mithilfe von Fragen oder Zusammenfassungen, der:dem Patient:in zu helfen, Überzeugungen bewusster wahrzunehmen und diese im Hinblick auf den Wahrheitsgehalt, der zugrunde liegenden Werte oder dem funktionalen Nutzen zu reflektieren. Mithilfe dieses Fragestils wird der:die Patient:in angeregt, durch logisches Denken Diskrepanzen, Widersprüche und Verzerrungen in Überzeugungen zu erkennen und aufzulösen. Beck et al. (1979, S. 142f.) beschreiben eine Reihe von Gesprächstechniken, zu denen die verbale Formulierung automatischer Gedanken, die Identifikation zugrunde liegender Erfahrungen, die logische Analyse des Realitätsgehaltes, die Reattribution (Veränderung der Ursachenzuschreibung) und die Suche nach alternativen Sichtweisen und Problemlösungen gehört. Auch wenn die Definitionen von Sokratischem Dialog inkonsistent sind, so wird doch zumeist in der logischen Analyse eigener Kognitionen der zentrale Wirkfaktor gesehen (Clark & Egan, 2015).

Beck definiert kognitive Therapie primär durch die Orientierung an einem kognitiven Erklärungsmodell: Verbale *und* behaviorale Methoden werden eingesetzt, um kognitive Veränderungen herbeizuführen. Dementsprechend sind Verhaltensexperimente eine wirkungsvolle Möglichkeit, Überzeugungen zu verändern, indem sie an der Realität überprüft werden. Die Einbeziehung der Lebensrealität der Patientin oder des Patienten impliziert nach Beck allerdings, dass Verhaltensexperimente überwiegend außerhalb des therapeutischen Settings, d.h. als Hausaufgabe, und damit ohne Begleitung durch die:den Therapeut:in stattfinden. Dies macht eine gründliche Vorbereitung notwendig, die vor allem darauf abzielt, ungünstige Verarbeitungs- und Verhaltensmuster zu verhüten, die eindeutige Ergebnisse behindern könnten. Das philosophische Prinzip, das Verhaltensexperimenten zugrunde liegt, kommt wie bereits erwähnt aus dem Empirismus: Überzeugungen bzw. Erkenntnisse sind wahr, wenn sie auf Sinneswahrnehmung beruhen. Analog diesem naturwissenschaftlichen Grundverständnis sieht Beck in dem Experiment und der Beobachtung zentrale Methoden, um Überzeugungen zu überprüfen.

Integriert Umstrukturierung und Konfrontation

Recht bald nach der Einführung von Verhaltensexperimenten in die Behandlung von Depression durch Beck übertrugen vor allem britische Therapieforscher (Clark, 1989; Salkovskis, 1991; Clark & Wells, 1995) die Technik auch auf die Behandlung von Ängsten und Zwängen. Ausgehend von der Beobachtung, dass prolongierte Exposition bei vielen Angststörungen nicht zu einer erfolgreichen Habituation führte, wurden Verhaltensexperimente als alternative Form der Konfrontationsbehandlung mit angstauslösenden Situationen eingesetzt.[1] Eine wichtige Rolle spielte hierbei die Annahme, dass eine Reduktion der Angstreaktion von Bewertungsprozessen abhängig ist und diese wiederum durch Sicherheitsverhalten während der Konfrontation beeinflusst wird.

Nach der Theorie der emotionalen Verarbeitung (Foa & Kozak, 1986) führt Konfrontation zu einer starken dauerhaften Angstreduktion, wenn eine/ein Patient:in neue Informationen ins Gedächtnis aufnimmt und hierdurch die Erwartung nicht bestätigt wird, dass eine Bedrohung vorliegt (expectancy violation). Zusätzliche Unterstützung für eine kognitive Sichtweise der Konfrontation ergab sich aus der Analyse von Vermeidungsstrategien bei Konfrontation mit der angstauslösenden Situation, sogenanntem Sicherheitsverhalten (safety behaviours). Führt eine/ein Patient:in solche Vermeidungsstrategien in der angstauslösenden Situation durch, indem sie:er etwa versucht, sich in der Situation vor der Bedrohung zu schützen oder deren Auswirkungen entgegenzuwirken, so erhält dies die Angst längerfristig aufrecht (Salkovskis, 1991). Die Erklärung hierfür ist, dass das Nicht-Eintreten der Bedrohung dem eigenen Schutzverhalten zugeschrieben werden kann; hierdurch verringert sich die Evidenz für eine Umbewertung der eigentlichen Bedrohung.

Es war schließlich die Arbeitsgruppe um David Clark[2] an der Klinik für Psychiatrie der Universität Oxford, die Verhaltensexperimente zu einem festen Bestandteil der kognitiven Therapie von unterschiedlichen Angststörungen

1 In der englischsprachigen Literatur, insbesondere in den USA, wird „exposure“ als Oberbegriff für Konfrontationsverfahren verwendet und umfasst dann häufig Exposition und Verhaltensexperimente, während „confrontation“ zumeist für die Konfrontation der:des Patient:in mit intrapsychischen Diskrepanzen bzw. Konflikten steht. Hingegen wird im vorliegenden Buch „Konfrontation“ als Oberbegriff genutzt und Exposition und Verhaltensexperimente, wie in Abbildung 1 veranschaulicht, als unterschiedliche Verfahren dargestellt.

2 David M. Clark, Anke Ehlers, Melanie Fennell, Freda McManus, Ann Hackmann, Paul Salkovskis und Adrian Wells.

einschließlich Panikstörung, Hypochondrie, Zwangsstörungen, Soziale Phobie, Generalisierte Angststörung und Posttraumatische Belastungsstörung machte. Diese bemerkenswerte Entwicklung wurde insbesondere durch die Umsetzung von experimenteller Grundlagenforschung zu störungsspezifischen Aufmerksamkeits- und Gedächtnisprozessen sowie Vorstellungen in wirkungsvolle Interventionen ermöglicht (Clark, 1999). Gleichzeitig erweiterte die Oxforder Arbeitsgruppe Becks Verständnis von Verhaltensexperimenten: Diese sind nicht mehr nur einmalige Interventionen zur Ergänzung der verbalen Überprüfung von Überzeugungen, sondern auch ein Mittel zum Einüben funktionaler Verarbeitungsweisen und ein kontinuierlicher Behandlungsstrang im Therapieprozess.

Integriert Aktivierung und Kompetenztraining

Verhaltensexperimente lassen sich auch von anderen behavioralen Interventionen weniger scharf abgrenzen, wenn man ein kognitives Erklärungsmodell zugrunde legt. Mit Verhaltensaktivierung wird zum Beispiel angestrebt, durch geplante Aktivitäten die Stimmung zu beeinflussen. In Trainings sozialer Kompetenzen wird Verhalten eingeübt, das andere Menschen dazu motivieren soll, eigene Rechte und Bedürfnisse stärker zu berücksichtigen. Bei beiden Interventionen ist bestimmtes Verhalten an Erwartungen geknüpft. Entscheidend für Verhaltensexperimente ist die Funktion der Erwartung im individuellen Störungsmodell. Patient:innen können zum Beispiel die Erwartung haben, dass die Stimmung nicht durch Aktivitäten beeinflusst werden kann; oder dass es nicht möglich ist, eigene Interessen in Beziehungen einzubringen. Würde man gezielt diese Erwartungen in der Realität überprüfen, gehen Verhaltensaktivierung oder soziale Kompetenztrainings in Verhaltensexperimente über.

1.3 Herausforderungen

Ein großer Vorteil von Verhaltensexperimenten ist die Möglichkeit, die Intervention an den Veränderungsprozess einer:eines Patient:in anzupassen. Allerdings sind angesichts der Vielfalt an Anwendungsmöglichkeiten auch die Anforderungen an die Flexibilität der:des Therapeut:in groß. Die Patient:innen müssen motiviert werden, Verhalten zu zeigen, das in ihrer Überzeugung negative Konsequenzen für sie haben könnte. Welche Erfahrung die Realität mit sich bringen wird, ist offen und entzieht sich der Kontrolle der Therapeut:innen. Bei Verhaltensexperimenten in der Sitzung ist, ähnlich wie bei Exposition in vivo, der zeitliche Rahmen selten auf eine Sitzung von 50 Minuten zu begrenzen. Bei der Durchführung können unerwartet situative Bedingungen auftreten (z. B. Reaktionen von Interaktionspartner:innen), die ein flexibles Reagieren auf den Sitzungsprozess erforderlich machen. Nicht selten werden erst bei der Durchführung wichtige Verarbeitungsprozesse und

Schlüsselkognitionen einer:eines Patient:in deutlich, die eigentlich eine Voraussetzung für die Planung darstellen. Um Verhaltensexperimente als Hausaufgaben vorzubereiten, sind die Instruktionen sehr genau festzuhalten, um einen Ablauf zu gewährleisten, der für die Überprüfung spezifischer Überzeugungen geeignet ist.

Angesichts der Komplexität der bei der Durchführung zu berücksichtigenden Faktoren und der Ergebnisoffenheit von Verhaltensexperimenten sind somit besondere therapeutische Kompetenzen notwendig, die dieser Band vermitteln soll (vgl. auch Kapitel 11).

2 Theoretischer Hintergrund

2.1 Kognitives Modell

Das auf Beck und Haigh (2014) sowie andere zurückgehende kognitive Modell psychischer Störungen geht von einer zentralen Bedeutung der Kognition für das Erleben und Verhalten des Menschen aus. Die Art und Weise, wie Menschen Erfahrungen verarbeiten, beeinflusst maßgeblich Emotionen, Verhalten und körperliche Reaktionen. Diese Sichtweise fußt in mehr oder weniger lockerer Weise in der philosophischen Tradition der Sokratiker, insbesondere der Stoiker (Beck et al.,1979, S. 8).

Die Sokratiker betrachteten Kognitionen (Vorstellungen, Bewertungen, Meinungen) als Grundlage für Emotionen. Beispiel dafür ist der häufig zitierte Satz von Epiktet: „Nicht die Dinge selbst beunruhigen die Menschen, sondern ihre Vorstellungen von den Dingen." Das Menschenbild ist dabei geprägt von dem Ideal, sich durch die Fähigkeit zu eigenständigem Denken von Leiden zu befreien. Der Sokratische Dialog orientiert sich an der dialektischen Methode, eine Behauptung oder Hypothese durch Fragen einer logischen Prüfung zu unterziehen. Durch das Aufzeigen von Widersprüchen sollen Überzeugungen, die zu belastenden Emotionen beitragen, infrage gestellt werden. Insofern kann man den Sokratischen Dialog als eine negative Methode bezeichnen, indem zunächst einmal versucht wird, zu identifizieren und abzugrenzen, was eine Person nicht weiß.

Menschliche Vernunft und Logik ist jedoch im kognitiven Therapiemodell nicht das entscheidende Element zur Erlangung von Erkenntnissen. Ausgehend von Aristoteles' Betonung der naturwissenschaftlichen Methode zur Überprüfung von Hypothesen führte Beck mit dem Empirismus auch das Grundprinzip in die Therapie ein, dass die Erfahrung die Grundlage für Erkenntnisse darstellt. Aus Erfahrungen werden Evidenzen abgeleitet, mit deren Hilfe Überzeugungen entwickelt werden können, die der Realität angemessener sind. Während also unangemessene Überzeugungen durch Vernunft erschüttert werden sollen, zielt die genaue Analyse von Erfahrungen auf die Stärkung angemessener Überzeugungen ab.

Zentrales Unterscheidungsmerkmal

Tatsächlich betonen Beck et al. (1979, S. 7) das Experiment als zentrales Unterscheidungsmerkmal der kognitiven Therapie von anderen Ansätzen:

> The overall strategy of cognitive therapy may be differentiated from other schools of therapy by its emphasis on the empirical investigation of the patient's automa-

> tic thoughts, inferences, conclusions and assumptions. We formulate the patient's dysfunctional idea and beliefs about himself, his experiences, his future into hypotheses and then attempt to test the validity of these hypotheses in a systematic way. Almost every experience, thus, may provide the opportunity for an experiment relevant to the patient's negative views or belief.

Anders als in der frühen Verhaltenstherapie, in der lediglich die Therapeut:innen experimentelle Prinzipien verfolgten und Daten sammelten, betonte Beck das Prinzip des kollaborativen Empirismus: Therapeut:in und Patient:in entwickeln gemeinsam Verhaltensexperimente, wie man Überzeugungen testen kann. Die Therapeut:innen sollten die Neugier der Patient:innen steigern und ihr aktives Engagement im Therapieprozess fördern.

Beck et al. (1979, S. 6f.) geben eine Anleitung, wie Verhaltensexperimente durchzuführen sind:

1. Aus einer Überzeugung wird eine spezifische Erwartung in einer Situation abgeleitet. Dabei wird die Erwartung möglichst konkret operationalisiert: Wenn ich dies tue, passiert das.
2. Der:die Patient:in führt das Experiment durch.
3. Der:die Patient:in beobachtet das Ergebnis, erfasst es und interpretiert es schriftlich.
4. Therapeut:in und Patient:in reflektieren und diskutieren Ergebnis und Bedeutung des Experimentes mit Bezug auf die Überzeugung.

Der letzte Schritt des Verhaltensexperimentes beinhaltet wiederum den Sokratischen Dialog: Der:die Therapeut:in fördert durch Fragen und Hervorhebung des Widerspruchs zwischen Erfahrung und Überzeugung die Übernahme einer realitätsangemesseneren Bewertung. Vernunftgeleitete Reflexion und Erfahrung sind somit zwei untrennbar miteinander verbundene Wirkelemente in der Therapie von Beck.

Beck erkannte zudem, dass die Überprüfung von Überzeugungen im Lebensalltag der Patient:innen eine höhere Validität aufweist als im begrenzten, kontrollierten Therapiesetting. Deshalb sah Beck die Durchführung von Verhaltensexperimenten primär als Hausaufgabe vor, während deren Planung und Vorbereitung eine gemeinsame Aufgabe in der Therapiesitzung ist.

2.2 Informationsverarbeitungsmodell

Einhergehend mit den Fortschritten der experimentellen kognitiven Psychologie rückten Verarbeitungsprozesse stärker in den Vordergrund. Ausdruck dieses Paradigmenwechsel ist die These, dass nicht Kognitionen unser Verhalten, Emotionen und Körperreaktionen steuern, sondern die den Kognitionen zugrunde liegenden Verarbeitungsprozesse (vgl. Abbildung 2). Besonders relevant sind dysfunktionale Prozesse der Aufmerksamkeit (z. B. selektive

Aufmerksamkeit und Gedächtnis

Aufmerksamkeit für bedrohungsrelevante Reize bei Angststörungen), des Gedächtnisses (z.B. selektiv negatives Erinnern bei Depression), bildhafte Vorstellungen (z.B. Flashbacks bei Posttraumatischer Belastungsstörung) oder des Bewusstseins (kontrollierte/explizite vs. automatische/implizite Bewertungen) (Beck & Clark, 1988).

Heiße und kalte Kognitionen

Informationsverarbeitungsmodelle zu Verhaltensexperimenten knüpfen an die traditionelle Unterscheidung von „cold cognitions" (gespeicherte Repräsentanzen von Bedeutungen, Wissen) und „hot cognitions" (Aktivierung von Bewertungen und des Erlebens von Emotionen, körperlichen Reaktionen) an (David & Szentagotai, 2006). Dabei bezeichnen „cold cognitions" ein eher rationales, verbales, logisches, propositionales Informationsverarbeitungssystem, „hot cognitions" hingegen ein ganzheitlicheres, nicht sprachliches, automatisches und schnelles Informationsverarbeitungssystem mit umfassenden Verbindungen zu Emotionen. Der besondere Wert von Verhaltensexperimenten gegenüber rein verbalen, auf logische Reflexion ausgerichteten Interventionen wie dem Sokratischen Dialog liegt nun in der gleichzeitigen Aktivierung von Verhalten und „hot cognitions", also begleitenden kognitiven und affektiven Reaktionen. Dieser „Tu-Effekt" (enactment effect) führt dazu, dass nicht nur das semantische (Wissen), sondern auch das episodische Gedächtnis bei der Abspeicherung und dem Abrufen einbezogen wird. Hierdurch werden neue, positive Interpretationen von Situationen (z.B. als nicht bedrohlich) auch auf einer automatischen, impliziten Verarbeitungsebene besser behalten (Madan & Singhal, 2012).

Verhaltensexperimente sind jedoch nicht „automatisch" effektiver. Die Wirksamkeit hängt auch von der Berücksichtigung dysfunktionaler Verarbeitungsprozesse ab; diese müssen in der Gestaltung von Verhaltensexperimenten explizit berücksichtigt werden. Beispielsweise trägt eine exzessive Selbstaufmerksamkeit bei Sozialer Angststörung dazu bei, dass Patient:innen die Umgebung nicht wahrnehmen und deshalb auch nicht ihre verzerrte Überzeugung, dass andere Personen ihr Verhalten peinlich finden, korrigieren können.

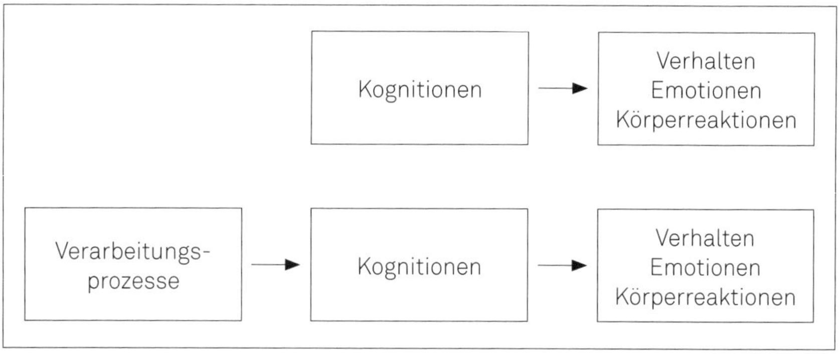

Abbildung 2: Traditionelles kognitives Modell und Informationsverarbeitungsmodell

Vielmehr interpretieren sie die körperlichen Symptome von Nervosität (Anspannung, Herzschlagen, Schwitzen) als Hinweis dafür, dass sie inadäquat wirken (z.B. „wie ein neurotischer Versager"). Der feste Glaube daran, wie ein Versager zu wirken, wird erst durch die Selbstaufmerksamkeit erzeugt. Um diese Überzeugung zu überprüfen, muss also die:der Patient:in in der Lage sein können, die zugrunde liegende Selbstaufmerksamkeit abzubauen und die Aufmerksamkeit auf die relevanten sozialen Hinweisreize zu richten: So muss bei einer Sozialen Angststörung also zunächst ein Aufmerksamkeitstraining durchgeführt werden, bevor in Verhaltensexperimenten sozialphobische Überzeugungen in konstruktiver Weise überprüft werden können (Clark & Wells, 1995; Stangier, Clark, Ginzburg & Ehlers, 2016).

In ähnlicher Weise sind bei *allen* psychischen Störungen bei Verhaltensexperimenten aufrechterhaltende Verarbeitungsprozesse und Verhaltensstrategien (Sicherheitsverhalten) zu korrigieren (Padesky, 2004). Werden ungünstige Verarbeitungsprozesse nicht vorher verändert, erleben Patient:innen im Verhaltensexperiment durch den Filter verzerrter Verarbeitung subjektiv die gleichen negativen Erfahrungen wie zuvor in ihrem Leben.

Für gewöhnlich konzentrieren sich Verhaltensexperimente auf negative Überzeugungen (z.B. „Ich bin ein Versager"). Sie können sich aber auch auf zugrunde liegende Verarbeitungsprozesse oder Verhaltensstrategien und deren Auswirkungen auf das Erleben beziehen. In der Therapie Sozialer Angststörung wird zum Beispiel das gezielte Praktizieren oder Unterlassen von Selbstaufmerksamkeit und Sicherheitsverhalten in sozialen Situationen eingesetzt, um herauszufinden, welche Auswirkungen Selbstaufmerksamkeit auf die Angst hat (Stangier et al., 2016). Ein anderes Beispiel wäre bei Krankheitsängsten das gezielte zeitweise Praktizieren und Unterlassen von Rückversicherungen oder Kontrolle von Körperfunktionen und deren Auswirkung auf Kognitionen.

Fazit

Insgesamt lässt sich festhalten, dass Verhaltensexperimente wesentlich effektiver eingesetzt werden können, wenn diese auch Informationsverarbeitungsprozesse berücksichtigen.

2.3 Experimentieren als humanistisches Lebensprinzip

In der humanistischen Psychologie spielt das Experimentieren eine wichtige Rolle im Sinn eines Lebensstils, der zur Persönlichkeitsentwicklung beiträgt. In der Gestalttherapie (Perls, Hefferline & Goodman, 2019) ist Experimentieren ein ergebnisoffenes Ausprobieren neuer Verhaltensweisen, durch die Erlebnismöglichkeiten bewusster wahrgenommen werden, die durch starre und rigide Rollenmuster verdeckt bzw. „blockiert“ sind. Durch das „Gewahr werden“ neuer Erlebnisaspekte wird ein fortwährender Prozess der Gestaltwerdung des „Ganzheitlichen“ gefördert. In der Gestalttherapie leitet die:der Therapeut:in auf eher kreative, intuitive Weise aus dem Anliegen der:des Patient:in Aufgaben ab, und ermutigt im sicheren therapeutischen Rahmen dazu, statt mit den üblichen, wenig erfolgreichen Umgangsweisen mit neuen Verhaltensweisen zu experimentieren. Die besondere Betonung der Kreativität zeigt sich in der Gestalttherapie darin, dass neben Rollenspielen auch Tanz, Stimmübungen und unterschiedlichste Materialien, Inszenierungen und Ausdrucksformen zur Anwendung kommen.

Psychodrama, Rollenspiel

Eine wichtige Technik zur Umsetzung des Experiments ist das Rollenspiel, das Perls dem Psychodrama entnommen hatte. Anders als Moreno, dem Begründer des Psychodramas, ließ Perls jedoch die Patient:innen alle Rollen der beteiligten Personen übernehmen, um sie die verschiedensten Aspekte des eigenen Erlebens, die in andere Personen projiziert werden, bewusster wahrnehmen zu lassen. Dieses Prinzip wird im Stuhldialog als bekannteste Technik des gestalttherapeutischen Experimentes umgesetzt: Die:der Patient:in sitzt einem leeren Stuhl gegenüber und stellt sich vor, dass auf diesem eine Person sitzt, mit der ein „unerledigtes Geschäft“, eine unaufgelöste problematische Beziehung, besteht. Die:der Patient:in probiert nun einerseits aus, wie sie:er auf direkte Weise eigene Gefühle oder Bedürfnisse ausdrücken kann, andererseits wechselt sie:er in die Perspektive der anderen Person.

Von zentraler Bedeutung für die Durchführung von gestalttherapeutischen Experimenten ist das „Gewahr-Werden im Hier und Jetzt“. Nur durch die Bezugnahme auf die Gegenwart wird die bewusste Erfahrung im (unverfälschten) Kontakt mit der Realität möglich. Unter dem Einfluss des Zen-Buddhismus entwickelte Perls eigene Übungen zur sensorischen Wahrnehmung, Aufmerksamkeit, Diskrimination, Erinnerung, Körperwahrnehmung sowie der Handlungsausführung (Perls et al., 2019).

Die gestalttherapeutische Sicht auf Experimente unterscheidet sich deutlich von der kognitiven Perspektive. Wie noch in Kapitel 4.2 auszuführen ist, entsprechen den beiden Therapierichtungen auch unterschiedliche Zielsetzungen von Verhaltensexperimenten. Während das Vorgehen im kognitiven Modell stärker der hypothesenprüfenden Variante von Verhaltensexperimenten entspricht, ist die zieloffenere Herangehensweise, wie auch in der Gestalttherapie praktiziert, eher der explorativen Variante zuzuordnen.

Darüber hinaus bezieht der theoretische Hintergrund der Gestalttherapie stärker die Förderung der Persönlichkeitsentwicklung ein. So wird als Therapieziel die Steigerung von Offenheit, Neugier und Kreativität postuliert. Auch wenn diese Dimensionen wichtige Ressourcen im therapeutischen Prozess darstellen und Patient:innen zu positiven Veränderungen motivieren können, so fehlen empirische Nachweise zu diesen Wirkfaktoren. Andererseits berücksichtigt der gestalttherapeutische Ansatz, die Befunde der experimentellen Psychologie vorwegnehmend, die besondere Bedeutung der Verarbeitungsprozesse (vgl. Kapitel 2.2).

2.4 Verhaltensexperimente als Erfahrungslernen

Einsichts- und Erfahrungslernen

Verhaltensexperimente verbinden Einsichts- und Erfahrungslernen miteinander. Diesen Gesichtspunkt verdeutlicht das von Kolb (1984) entwickelte Prozessmodell des Erfahrungslernens (Experiential Learning Cycle), das in der Erwachsenenpädagogik weite Verbreitung gefunden hat. Ein wesentlicher Bestandteil dieses Zyklus ist aktives Experimentieren, das zu einer konkreten, in der Realität stattfindenden Erfahrung führt. Diese Erfahrung wird in einem nächsten Schritt durch Beobachtung und Reflexion verarbeitet und in einem weiteren Schritt als Einsicht in ein Wissenssystem integriert. Das Wissen stellt wiederum den neuen Ausgangspunkt für aktives Experimentieren dar, usw.

Bennett-Levy et al. (2004) übertragen diesen Zyklus auf den Lernprozess von Patient:innen in der Psychotherapie. Auch hier ist der Ausgangspunkt willkürlich; wählt man die Reflexion von Überzeugungen als Startpunkt einer kognitiven Therapie, dann folgt hieraus die Planung von Verhaltensexperimenten, als nächstes das Handeln im Verhaltensexperiment und weiterhin das Beobachten der konkreten Erfahrung in der Realität (vgl. Abbildung 3, Teil a). Ergibt die Reflexion neue Gesichtspunkte, mündet der Prozess wiederum in einen neuen Zyklus, mit Überprüfung in einem neuen Verhaltensexperiment, usw. (vgl. Abbildung 3, Teil b). Auf diese Weise ergibt sich eine Aufwärtsspirale, in der Überzeugungen fortlaufend neuen Erfahrungen und hieraus abgeleiteten Einsichten angepasst werden.

In der Therapie werden jedoch Einsichten und Erfahrungslernen durch problematische Verarbeitungsweisen der Patientin bzw. des Patienten auf allen Prozessstufen behindert (vgl. Abbildung 3, Teil c). So können nachträgliches Umbewerten oder verzerrte Interpretationen dazu beitragen, dass die Erfahrung nicht angemessen verarbeitet und reflektiert wird. Aufgrund von fehlender Annäherungsmotivation oder mangelndem Bewusstsein für eigene Werte und Ziele kann die Planung von Verhaltensexperimenten behindert werden. Die Vermeidung möglicher negativer Erfahrungen kann die Umsetzung von geplanten Verhaltensexperimenten behindern. Schließlich können verzerrte Verarbeitungsprozesse und Sicherheitsverhalten während des Verhaltensexperimentes verhindern, dass die:der Patient:in neue Aspekte beobachten und somit eine konstruktive Erfahrung machen kann.

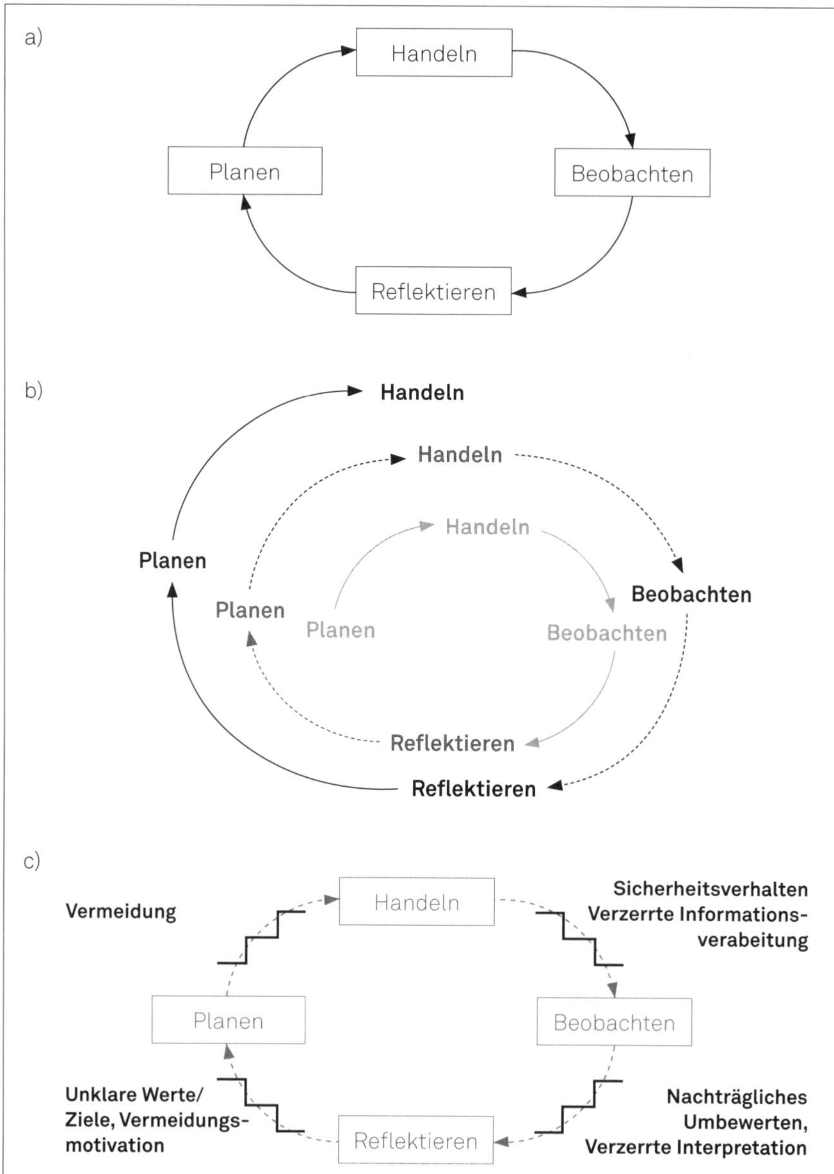

Abbildung 3: Verhaltensexperimente im Zyklus des Erfahrungslernens: (a) Zugrunde liegende Prozesse, (b) Zyklus im Therapieverlauf, (c) Barrieren des Erfahrungslernens

Dieses Modell ist zwar innerhalb der klinischen Psychologie wenig untersucht worden, hat jedoch einen hohen heuristischen Wert im Hinblick auf die Verbindung von Einsichts- und Erfahrungslernen. Zudem erlaubt das Modell auch, Barrieren auf alle Stufen des Therapieprozesses zu identifizieren.

2.5 Das prozessbasierte Modell

Prozessbasierte Therapie stellt ein neues Paradigma für die Anwendung von Therapieverfahren dar, da sie sich nicht auf traditionelle Therapieschulen bezieht, sondern auf empirisch nachgewiesene Wirkfaktoren. Nach Hofmann und Hayes (2019b) beinhaltet dieser Ansatz die „kontextspezifische Anwendung von Veränderungsprozessen auf der Grundlage evidenzbasierten Verfahren, um Probleme von Menschen zu lösen und ihr Wohlergehen zu fördern" (S. 2; Übersetzung durch den Autor). In Erweiterung dieser Definition lassen sich drei Prozess-Ebenen unterscheiden (Stangier, 2019; vgl. Abbildung 4):

1. Störungsbezogene Verarbeitungsprozesse bei Patient:innen, die Ansatzpunkte für die therapeutischen Techniken und Methoden darstellen;
2. Interaktionsprozesse in der Beziehung zwischen Therapeut:in und Patient:in, die den therapeutischen Kontext bestimmen;
3. Veränderungsprozesse, durch die die eingesetzten Techniken und Methoden die angestrebten Ziele erreichen.

Prozessorientierung

Im Hinblick auf die Anwendung von Verhaltensexperimenten als psychotherapeutische Methode sind somit Störungs-, Interaktions- und Veränderungsprozesse zu berücksichtigen. Bedauerlicherweise gibt es nur wenige empirische Studien, die speziell zu den Wirkmechanismen von Verhaltensexperimenten Auskunft geben können (McMillan & Lee, 2010).

Motivationale Prozesse, Werte

Störungsprozesse. Verhaltensexperimente setzen prinzipiell an Überzeugungen an, die in dem individuellen Fall für die Aufrechterhaltung der Störung verantwortlich sind. Zur Überprüfung dieser Überzeugung sind auch die (Informations-)Verarbeitungsprozesse zu berücksichtigen, die zur Aufrechterhaltung der Kognitionen beitragen, wie selektive negative Aufmerksamkeit und Erinnerungen, verzerrte Vorstellungen oder ungünstige Bewusstseinsprozesse (Stangier, 2019). Zusätzlich spielen motivationale Prozesse eine wichtige Rolle: In der Regel werden problematische Reaktionsmuster durch Vermeidungsmotivation aufrechterhalten (z. B. Vermeidung von Verletzung). Diese individuellen motivationalen Schemata verhindern die Annäherung an kritische Situationen (z. B. Kontaktaufnahme, persönliche Kommunikation). Daher ist die Identifizierung und Verstärkung von Annäherungsmotiven (z. B. Bin-

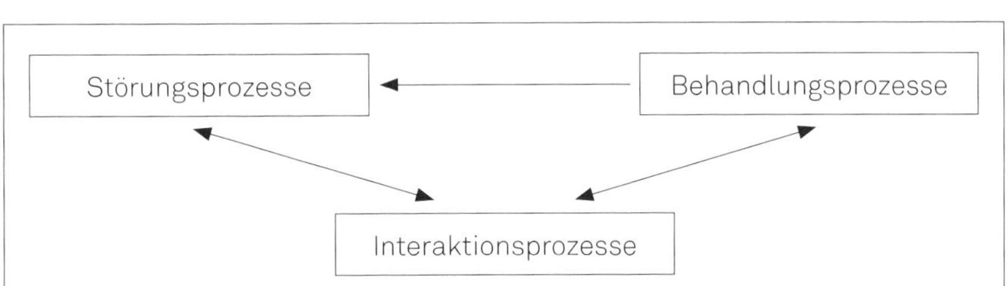

Abbildung 4: Störung, Behandlung und therapeutische Interaktion im Prozessmodell

dung, Akzeptiertwerden; Grosse Holtforth & Michalak, 2012) bzw. Aktivierung von persönlich relevanten Werten (Hayes, Strosahl & Wilson, 2012) Teil der Vorbereitung auf Verhaltensexperimente, um diese motivationalen Barrieren überwinden zu können.

Interaktionsprozesse. Wie bereits in Kapitel 2.1 dargestellt, ist die Zusammenarbeit von Therapeut:in und Patient:in zentraler Bestandteil von Verhaltensexperimenten. Grundlage dieser Zusammenarbeit ist neben einer Berücksichtigung von interpersonellen Bedürfnissen und Motiven der Patient:innen ein gemeinsam erarbeitetes Erklärungsmodell des Problems und eine Definition der Ziele (Stangier, 2019). Dabei ist eine wichtige Aufgabe der Therapeut:innen, das Vorgehen bei Verhaltensexperimenten zu strukturieren, die Patient:innen zur Annäherung an ein Problem zu ermutigen, auf mögliche negative Erfahrungen im Verhaltensexperiment vorzubereiten und die Umsetzung positiv zu verstärken. Ungünstig ist es jedoch, wenn Therapeut:innen Verantwortung für den Ausgang eines Experiments übernehmen, zum Beispiel, indem sie negative Erfahrungen von einer:einem Patient:in abwenden, obwohl diese einen Teil der normalen Lebenserfahrungen darstellen (z. B., Kritik oder Zurückweisung zu erleben).

Strukturieren, ermutigen

Veränderungsprozesse. Zentraler Wirkmechanismus von Verhaltensexperimenten ist die Veränderung von negativen Kognitionen im Sinne einer Umbewertung (re-appraisal). Einige Studien (Bennett-Levy, 2003; McManus, van Doorn & Yiend, 2012) zeigen, dass Verhaltensexperimente zu stärkeren Veränderungen von dysfunktionalen Überzeugungen führen als Gedankentagebücher. Wie in Kapitel 2.2 dargestellt, ist die Erklärung des Wirkmechanismus komplex: Auf Erfahrungen in der Alltagsrealität beruhende Umbewertungen sind möglicherweise wirksamer als lediglich auf Vorstellung und Logik beruhende Einsichten, weil die Erfahrungen mit Sinneswahrnehmungen und Emotionen einhergehen und die hieraus resultierenden Gedächtnisinhalte mit höherer Evidenz („felt sense") verbunden sind.

Daneben sind eine Reihe weiterer Wirkfaktoren zu berücksichtigen, die durch Verhaltensexperimente zu positiven Veränderungen führen können. Verhaltensexperimente enthalten zum Beispiel oftmals auch die Konfrontation mit bedrohlichen Situationen; dementsprechend können Habituationsprozesse erreicht werden, die zur Überwindung von Angstreaktionen beitragen. Oftmals sind Verhaltensexperimente mit der Notwendigkeit verbunden, vermiedene Handlungen durchzuführen; die Überwindung von Vermeidung wiederum ist mit der Wahrnehmung erhöhter Selbstwirksamkeit verbunden (Kazantzis et al., 2018). Ein weiterer Wirkfaktor, ähnlich wie auch bei Verhaltensaktivierung, kann auch in der positiven Verstärkung bzw. Belohnung bestehen, wenn die Aktivitäten mit positiven Erfahrungen verbunden sind (Janssen et al., 2021).

Vermeidung aufgeben

Die von Hayes und Hofmann (2018) vorgestellte evolutionstheoretische Konzeption von prozessbasierter Therapie erklärt die Wirkung von Therapie vor

Variation, Selektion, Retention

allem durch die Mechanismen der Variation, Selektion, Retention und Kontextbindung. Diese Mechanismen finden sich auch in den Grundprinzipien von Verhaltensexperimenten wieder:

- *Variation* beinhaltet die Veränderung von Verhaltensweisen. In Verhaltensexperimenten stellt das Ausprobieren einer neuen Verhaltensweise den zentralen Ausgangspunkt dar. Variationen sind zwar in der Natur zunächst zufällig und nicht zielorientiert, werden aber zunehmend durch den Kontext beeinflusst. In Verhaltensexperimenten ist Variation sowohl zufällig (explorative Verhaltensexperimente) als auch kontextabhängig (zielgerichtet zur Hypothesenprüfung).
- *Selektion* impliziert, dass solche Verhaltensweisen ausgewählt werden, die zur Anpassung beitragen. Im Falle von Verhaltensexperimenten wird die Wirkung eines Verhaltens beobachtet und dann bewertet. Die Bewertung kann sich auf die beobachteten Evidenzen für oder gegen zugrunde liegende Überzeugungen beziehen, oder, im Fall von explorativen Experimenten, die Analyse vielfältiger, nicht a priori festgelegter Auswirkungen beinhalten.
- *Retention* bedeutet die Beibehaltung von Verhalten, wenn es der Anpassung nützt. Bei Verhaltensexperimenten zeigt sich dieses Prinzip durch die Reflexion der Bedeutung der Ergebnisse des Experimentes. Ist diese eindeutig, so findet eine Umbewertung statt und die revidierte Überzeugung steuert den zukünftigen Umgang mit der Situation. Ist die Bedeutung nicht eindeutig (was eher häufig vorkommt), so ist ein neuer Zyklus des Verhaltensexperimentes notwendig, um bessere Evidenzen zu erzielen. Insofern ist der in Kapitel 2.4 beschriebene Prozess des Erfahrungslernens auf Stabilisierung von Verhalten mit vorhersagbarer Wirkung ausgerichtet.
- *Kontextbindung:* Prozessbasierte Therapie orientiert sich nicht an Störungsdiagnosen, sondern an den jeweiligen Konstellationen des Zusammenwirkens von Situation, Erlebnis- und Verhaltensaspekten. In gleicher Weise werden auch Verhaltensexperimente aus der Analyse des individuellen Problems im Kontext einer spezifischen Situation abgeleitet und berücksichtigt neben dem Verhalten und Kognitionen auch Verarbeitungs- und motivationale Prozesse.
- *Dimension:* Als Dimensionen werden unterschiedliche Aspekte im Erleben und Verhalten bezeichnet, die auf die Anpassung an die Lebensbedingungen ausgerichtet sind. Hayes und Hofmann (2018) nennen Affekt, Kognition, Aufmerksamkeit, Selbst, Motivation und Verhalten; neben Aufmerksamkeit wären im weiteren Sinn Verarbeitungsprozesse wie Gedächtnisprozesse, Vorstellungen oder Bewusstsein zu nennen (Stangier, 2019). Verhaltensexperimente müssen, wenn sie effektiv ausgeführt werden sollen, diese Dimensionen berücksichtigen.
- *Ebene (level) der Erfassung/Beschreibung:* Die hier beschriebenen Anpassungsprozesse beziehen sich vor allem auf eine psychologische Beschreibungsebene. Sie gehen jedoch einher mit Prozessen, die auch auf der bio-

logischen (physiologischen, genetischen) Ebene und der soziokulturellen Ebene (Beziehungen, Gruppe, Gesellschaft) beschrieben werden können.

Hayes und Hofmann (2018) betonen, dass Variation, Selektion und Retention an allen Methoden der Psychotherapie beteiligt sind; entscheidend ist es, die Prinzipien auf der Grundlage von wissenschaftlichen Evidenzen und einer individuellen Fallkonzeption gezielt zu nutzen. In diesem Sinn stellen Verhaltensexperimente durch die Betonung von Flexibilität und Anpassung an die realen Lebensbedingungen eine genuin prozessbasierte Methode der Psychotherapie dar (vgl. Abbildung 5).

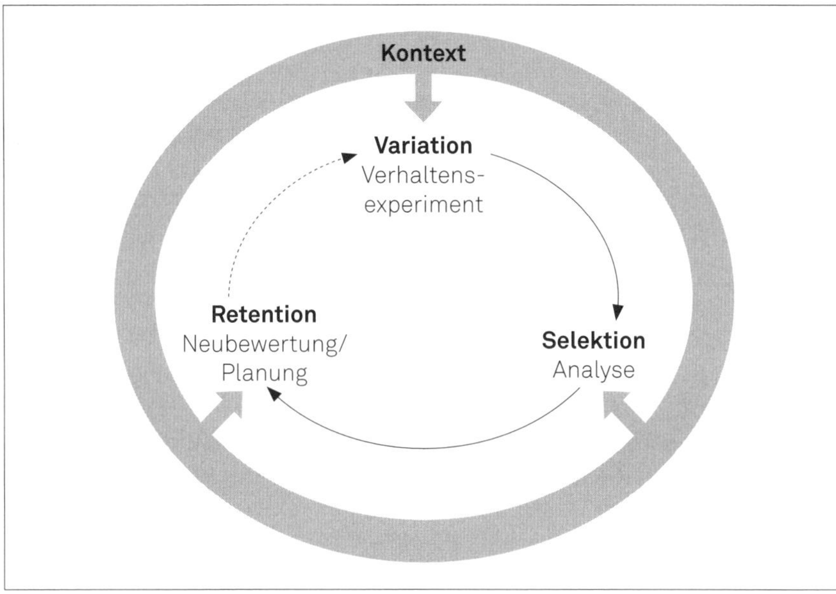

Abbildung 5: Verhaltensexperiment aus evolutionstheoretischer Sicht

2.6 Eine integrative Sichtweise von Veränderungsprozessen

Integration zur Veränderung

In den vorangegangenen Kapiteln wurden Verhaltensexperimente aus unterschiedlichen theoretischen Blickwinkeln eingeordnet. Für Psychotherapeut:innen stellt sich die Frage, wie Verhaltensexperimente nun in den therapeutischen Prozess eingebettet werden. In diesen Prozess gehen die Erarbeitung eines Erklärungsmodells und Entwicklung von Einsichten durch Reflexion ebenso ein wie die Veränderung von maladaptiven Verarbeitungsprozessen. Abbildung 6 stellt in vereinfachter Form dar, wie Einsichts- und Erfahrungslernen aufbauend auf einer therapeutischen Allianz und der Veränderung von Verarbeitungsprozessen ineinandergreifen und eine Grundlage für Erfahrungslernen darstellen. Dieses Modell geht davon aus, dass Erfahrungslernen nicht als ein isolierter Veränderungsprozess stattfindet, sondern auf einem gemeinsamen, differenzierten Verständnis des Problems, förderlichen Verarbeitungsprozessen und Einsicht in mögliche Lösungsperspektiven aufbaut. Dementsprechend lässt sich hieraus auch eine bestimmte Abfolge von Interventionen ableiten, die der Anwendung von Verhaltensexperimenten und anderen behavioralen Techniken idealerweise vorausgeht. In Abbildung 6 (Teil b) ist dies einmal für einige typische Interventionen der kognitiven Verhaltenstherapie verdeutlicht.

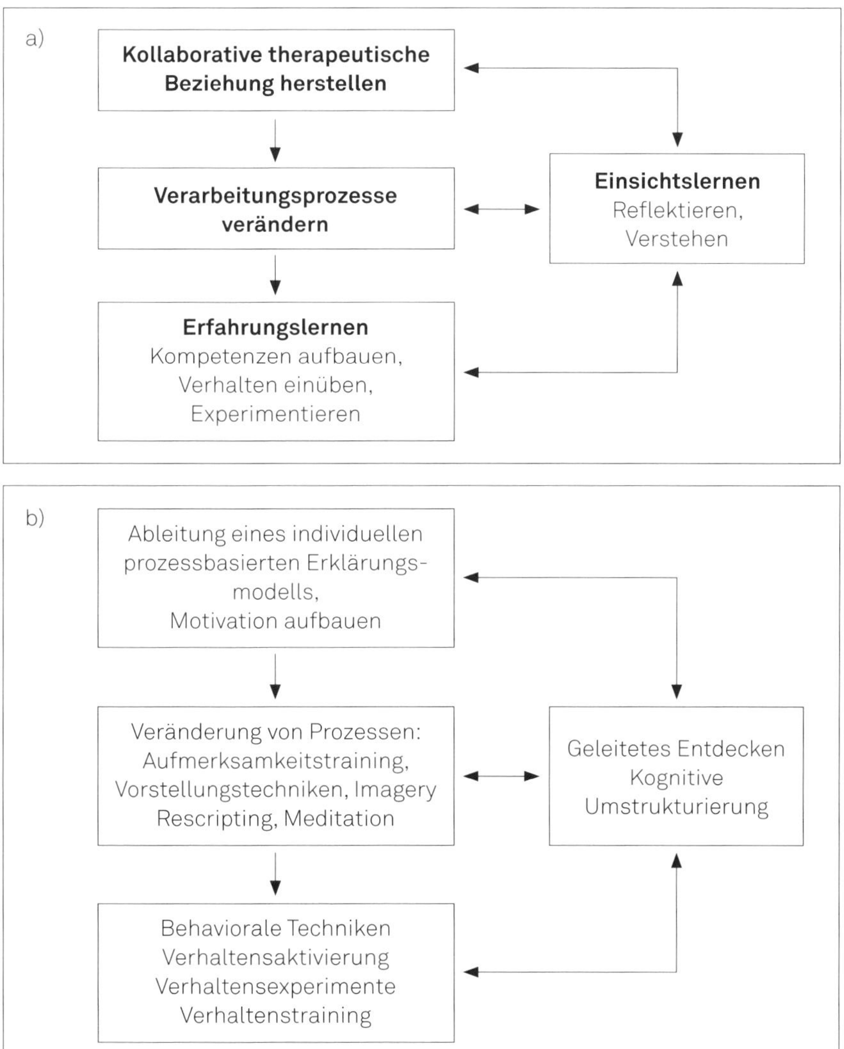

Abbildung 6: Grundlegende Veränderungsprozesse (a) und Interventionstechniken am Beispiel von Techniken der kognitiven Verhaltenstherapie (b) (nach Stangier, 2019)

In dem Modell werden behaviorale Techniken unter dem Prinzip des Erfahrungslernens zusammengefasst. Es sollte angemerkt werden, dass in den ursprünglichen Konzepten zur Verhaltensaktivierung und zum sozialen Kompetenztraining nicht Erfahrungslernen, sondern lerntheoretische Prinzipien zugrunde liegen. Allerdings konvergieren neuere Konzeptionen darin, dass sie auch kognitive, motivationale und Verarbeitungsprozesse integrieren: Verhaltensänderungen werden somit Mittel zum Zweck, um umfassendere Veränderungen auf der Erfahrungsebene anzuregen.

Aus diesem Blickwinkel verschwimmen die Grenzen zwischen Verhaltensexperimenten und anderen behavioralen Techniken: Verhaltensexperimente können auch das Einüben neuer oder die Aktivierung bereits erlernter Verhaltensweisen beinhalten. Wie bereits in Kapitel 1.2 dargestellt, ergeben sich in ähnlicher Weise Überlappungen und Unterschiede zur Exposition als einem weiteren, ursprünglich lerntheoretisch begründeten Verfahren. In der Praxis werden die Vorgehensweisen aus unterschiedlichen Behandlungstheorien oftmals kombiniert; nicht selten werden auf diese Weise die expliziten Vorgaben einer Behandlungstheorie (z. B. Habituation) durch Berücksichtigung anderer Veränderungsprozesse (Kognitionen, Aufmerksamkeit, Sicherheitsverhalten) implizit erweitert.

3 Diagnostik, Indikation und Beziehungsgestaltung

3.1 Diagnostik und Indikation

Bei allen Störungen anwendbar

Verhaltensexperimente werden auf der Grundlage von Überzeugungen abgeleitet, die der Störung der:des Patient:in zugrunde liegen. Diese stellen eine zentrale Komponente des individuellen Erklärungsmodells der Störung dar, das Therapeut:in und Patient:in gemeinsam erarbeiten. Die Feststellung einer Diagnose im Sinn des DSM oder der ICD ist hierfür keine notwendige Voraussetzung; prinzipiell können Verhaltensexperimente bei jeder psychischen Störung durchgeführt werden (Bennett-Levy et al., 2004). Dennoch ist die Feststellung von Diagnosen hilfreich, um das Störungswissen aus der empirischen klinisch-psychologischen Forschung in den individuellen Fall einfließen zu lassen. Mit der Diagnose können die empirisch gefundenen Zusammenhänge zwischen den Symptomen und aufrechterhaltenden Faktoren einer bestimmten Störung auf den individuellen Fall hypothetisch übertragen werden.

Zum Beispiel wurden bei der Körperdysmorphen Störung Zusammenhänge zwischen der Überzeugung, entstellt zu sein, und der selektiven Aufmerksamkeit für körperliche Details und verzerrten bildhaften Vorstellungen des eigenen Aussehens gefunden (Ritter & Stangier, 2020). Diese empirischen Daten helfen Therapeut:innen, bei Patient:innen mit dieser Diagnose die Exploration entsprechend auf die störungsspezifischen Zusammenhänge auszurichten und Daten zu sammeln. Darüber hinaus liefert die Störungsdiagnostik auch wichtige Erkenntnisse hinsichtlich komorbider sekundärer Diagnosen. Oftmals hat sich neben der primären Störung eine sekundäre Störung entwickelt, die wiederum zur Aufrechterhaltung problematischer Muster beiträgt.

Andererseits zeigt die klinisch-psychologische Forschung der letzten Jahre, dass zusätzlich auch transdiagnostische Konzepte von Störungen immer wichtiger werden. Zum Beispiel ist die Vermeidung negativer Erfahrungen eine störungsübergreifende Strategie der Emotionsregulation, was ebenfalls zur Entwicklung und Aufrechterhaltung von vielen Störungen beiträgt (Hayes, Wilson, Gifford, Follette & Strosahl, 1996). Somit ist eine diagnosebezogene Diagnostik durch eine klinische Diagnostik zu ergänzen, die jenseits von DSM und ICD auch von den aktuellen Theorien und empirischem Wissen zu Prozessen in der Aufrechterhaltung und Behandlung von Störungen geleitet wird (Hofmann & Hayes, 2019a). Die flexible Therapieplanung im Zuge einer prozessbasierten Diagnostik und Therapie (vgl. Kapitel 2.5) orientiert sich somit sowohl an der traditionellen Klassifikation von Störungen als auch an den evidenzbasierten, transdiagnostischen psychologischen Konstrukten, um Interventionen aus einer individuellen Fallkonzeption abzuleiten (vgl. Kapitel 3.3 und Abbildung 7).

Motivationale Dimensionen werden in der Diagnostik zunehmend berücksichtigt, indem die Werte und Ziele der Patient:innen sowie deren persönliche Ressourcen berücksichtigt werden, um positiv definierte Ziele wie Wohlbefinden, Flexibilität oder soziale Teilhabe anzustreben (vgl. Kapitel 4.5).

Kontraindikationen

Kontraindikationen im engeren Sinn sind deshalb auch weniger auf bestimmte Störungsdiagnosen als vielmehr auf körperliche oder psychische Risikofaktoren zu beziehen. Grundsätzlich sollten Therapeut:innen somatische Erkrankungen abklären, bei denen durch Risikoverhaltensweisen Komplikationen ausgelöst werden könnten (z. B. Herz-Kreislauferkrankungen, Asthma, Epilepsie). Auch wenn Verhaltensexperimente nicht zwangsläufig mit einem hohen Erregungsniveau verbunden sind, so gelten doch entsprechende Vorsichtsmaßnahmen wie bei habituationsorientierter Exposition. In gleicher Weise sind die Auswirkungen psychotroper Substanzen zu berücksichtigen; sowohl die Einnahme als auch das Absetzen von Medikamenten (Sedativa und Tranquilizer) oder Alkohol können zu unerwünschten Nebenwirkungen (Craving, Entzugssymptome, Delir) führen und müssen in enger Absprache mit Hausärzt:innen oder Fachärzt:innen erfolgen.

Negative Ausgänge bedenken

Verhaltensexperimente sind erlebnisaktivierende Interventionen und können je nach Störung auch ungünstige Reaktionen hervorrufen, die eine unerwartete negative Dynamik auf die Symptomatik und den Therapieprozess nehmen können. Verschlechterungen des psychischen Zustandes können durch Verhaltensexperimente zum Beispiel bei traumabezogenen Störungen (Flash-

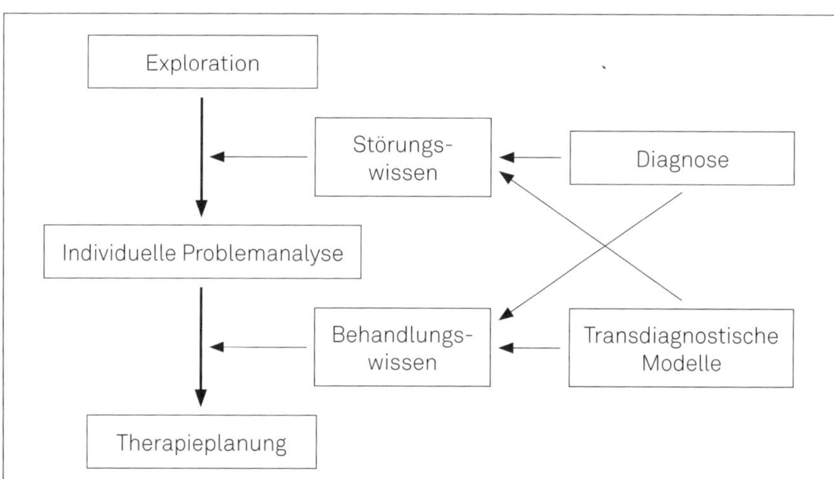

Abbildung 7: Integration von idiografischer und nomothetischer Herangehensweise bei Erklärungsmodellen und Therapieplanung

backs, Dissoziationen) und bei Psychosen in der Vorgeschichte ausgelöst werden. Diesen kann, wie auch in der Expositionsbehandlung, durch eine sorgfältige Anamnese und ein graduiertes Vorgehen vorgebeugt werden. Die Auslösung oder Verschlechterung von Symptomen ist allerdings bei einer wirksamen Therapie unvermeidlich; sie sollte jedoch in kontrollierter Form stattfinden und Schaden von der:dem Patient:in abwenden. Deshalb sind Therapeut:innen bei der Durchführung von Verhaltensexperimenten, insbesondere als Hausaufgabe, immer auch verpflichtet, mögliche negative Ausgänge zu berücksichtigen und Patient:innen hierauf vorzubereiten.

3.2 Therapeutische Beziehung

Verhaltensexperimente sind eng mit dem Prinzip des kollaborativen Empirismus verbunden: Patient:innen und Therapeut:innen sind gleichberechtigte Partner:innen in einer Allianz, in der Patient:innen Expert:innen ihrer Denkmuster und Therapeut:innen Expert:innen für Methoden zu deren Veränderung sind. Patient:innen werden also von Anfang an in die Erfassung des Problems und die Ableitung eines Erklärungsmodells eingebunden. Allerdings sollte das Ausmaß, wie sehr Patient:innen aktiv in den Therapieprozess einbezogen werden, den Überzeugungen und interpersonellen Kompetenzen wie auch kulturellen Hintergründen angepasst werden. So erleben Patient:innen mit ängstlich-vermeidenden oder abhängigen Persönlichkeitsstörungen Fragen oder Einladungen, sich zu Problemen oder Problemlösungen zu äußern, als eine Prüfung und befürchten, zu versagen. In diesem Fall ist es für Patient:innen entlastend, wenn Therapeut:innen Vorschläge machen, auf Antworten mit positiver Wertschätzung reagieren oder auch ermutigende Rückmeldung geben.

Interpersonelle und kulturelle Bedingungen

Kulturelle Faktoren haben großen Einfluss auf die Werte von Patient:innen und bestimmen auf diese Weise auch das therapeutische Bündnis wie auch auf die Zielsetzungen der Therapie. Zum Beispiel wird das Rollenverständnis und damit auch die Erwartungen an Therapeut:innen oftmals von der Vorstellung geleitet, dass sie:er wie Ärzt:innen aufgrund ihres Wissens das Vorgehen bestimmen und auch kontrollieren. Dieses eher autoritäre Verständnis von Rollenverteilung widerspricht dem kollaborativen Empirismus, in dem Therapeut:in und Patient:in gleichberechtigt zusammenarbeiten. Expert:innen in kognitiver Therapie empfehlen deshalb, subjektive Erwartungen der Patient:innen bezüglich der Therapie in der Anfangsphase gezielt zu explorieren und diese nicht zu rigide infrage zu stellen, sondern einen allmählichen Übergang herzustellen, indem die:der Patient:in zunehmend eine gleichberechtigte Rolle in den Entscheidungen übernimmt. Verhaltensexperimente stärken im besonderen Maße das Gefühl von Selbstvertrauen und Unabhängigkeit, da sie das aktive Engagement für die eigenen Ziele beinhalten. Deshalb sollten diese Ressourcen nicht zu früh überfordert werden, sondern im Therapieprozess gefördert werden.

Motivierende Beziehungsgestaltung

Die motivorientierte Beziehungsgestaltung (Stucki & Grawe, 2007) geht davon aus, dass die Grundbedürfnisse der Patient:innen in der therapeutischen Beziehung ausreichend berücksichtigt werden müssen, um eine Zusammenarbeit zu ermöglichen. Solche Grundbedürfnisse sind eher implizit und den Patient:innen nicht bewusst, im Gegensatz zu den expliziten Wertehaltungen und Zielen. Nach Grawe (1998) gehören zu den Grundbedürfnissen Bindung, Kontrolle, Selbstwerterhöhung und Streben nach Lust. Erkennt die:der Therapeut:in ein motivationales Muster bei der:dem Patient:in, so sollte sie:er versuchen, diesem entgegenzukommen, um das Vertrauen und die Bereitschaft, sich in die Therapie einzubringen, zu fördern.

Beispiele für eine motivorientierte Beziehungsgestaltung sind:

- *Bedürfnis nach Bindung:*
  - Aktives Zuhören,
  - Verständnis und Wertschätzung äußern,
  - nonverbal Zugewandtheit zeigen.
- *Bedürfnis nach Wohlbefinden:*
  - Wohlbefinden und Entspannung fördern,
  - Erfolge genießen,
  - Abwechslung im Ablauf.
- *Bedürfnis nach Selbstwerterhaltung:*
  - Interesse für Patient:in zeigen,
  - Stärken explizit ansprechen,
  - Erfolge hervorheben.
- *Kontrollbedürfnis:*
  - Transparenz im Erklären von Problemen und Vorgehen in Therapie,
  - explizite Einbeziehung der:des Patient:in in Entscheidungen und Planungen,
  - Ziele und Bereitschaft für Vorgehen abklären.

Bedürfnisse, Werte, Ziele wenig bewusst

Solche Strategien sind eine wichtige Grundlage für die Stärkung der therapeutischen Allianz. Allerdings sind den Patient:innen Grundbedürfnisse in der Anfangsphase einer Therapie meist nicht bewusst und können nicht explizit besprochen werden. Hingegen ist die Klärung von Werten und Zielen ein notwendiger expliziter Schritt in der Vorbereitung von Verhaltensexperimenten.

3.3 Ableitung eines prozessbasierten Erklärungsmodells

Grafisch fixiertes Erklärungsmodell

Ein explizites, idealerweise schriftlich fixiertes Erklärungsmodell der Störung ist unerlässliche Voraussetzung für die Planung eines Verhaltensexperiments. Dieses enthält nicht nur die störungsrelevante Überzeugung in Form einer

Schlüsselkognition, sondern die für die Aufrechterhaltung zentralen Verarbeitungsprozesse (Aufmerksamkeit, Vorstellungen, Erinnerungen), sowie zusätzlich die Emotionen und das Verhalten der:des Patient:in in der Situation. Diese Komponenten werden auch unmittelbar für die Planung eines Verhaltensexperimentes benötigt.

Ausgangspunkt der Modellableitung ist die Exploration einer konkreten Problemsituation aus dem aktuellen Alltagsleben der:des Patient:in. Eine relevante Situation lässt sich am besten durch die begleitenden belastenden Emotionen (z.B. Angst, Niedergeschlagenheit) ermitteln. Zeitlich sollte die Situation auf die aktuellen Mechanismen abzielen, die für die Aufrechterhaltung der Problematik relevant sind. Ungünstig sind zeitlich weiter zurückliegende Situationen, die mit der Entstehung oder Auslösung der Symptome zusammenhängen.

Die Exploration erfasst die Schlüsselkognition, Emotionen und Verhalten sowie Verarbeitungsprozesse in der Situation. Ein Explorationsschema mit Beispielfragen befindet sich im Anhang (vgl. „Explorationsschema eines prozessbasierten Erklärungsmodells" auf Seite 137). Die Beschreibungen der:des Patient:in werden handschriftlich zu einem grafischen Schema zusammengefügt, das die Zusammenhänge zwischen den einzelnen Aspekten des Erlebens und Verhaltens veranschaulicht (vgl. Abbildung 8 und „Arbeitsblatt: Prozessbasiertes Erklärungsmodell" im Anhang auf Seite 139).

Therapeut:innen sollten die einzelnen Komponenten des Schemas gezielt erfragen und schriftlich notieren. Dabei sollten sie sich auch von ihrem Störungswissen leiten lassen; bei einer Depression können zum Beispiel typische, selbstabwertende Denkmuster wie „Ich bin wertlos" identifizierbar sein.

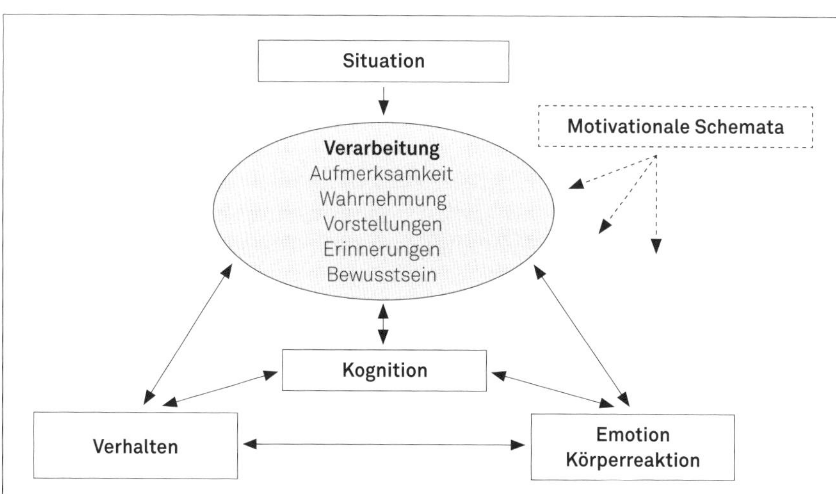

Abbildung 8: Allgemeines prozessbasiertes Erklärungsmodell für die Störung

Kognitionen sollten konkret und fokussiert exploriert werden, da Patient:innen ansonsten wie beim freien Assoziieren sehr viele und dann auch teilweise weniger relevante Informationen weitergeben könnte. Für viele Patient:innen sind die Fragen zu Gedanken, aber insbesondere zu den Verarbeitungsprozessen oftmals schwierig zu beantworten, da diese in der Regel automatisch ablaufen. Therapeut:innen sollte deshalb nicht nur offene, sondern auch geschlossene Fragen stellen, ohne Patient:innen in eine Richtung zu drängen. Patient:innen sind durchaus in der Lage, unzutreffende Beschreibungen der/des Therapeut:in zu korrigieren.

Aufgrund der Schwierigkeit, retrospektiv genaue Angaben für automatisierte psychische Vorgängen zu ermitteln, sollte Therapeut:innen auch von Anfang an auf den hypothetischen Charakter verweisen. Das anfänglich formulierte Erklärungsmodell muss durch Erfahrungen erst noch geprüft werden. Hier können Therapeut:innen auch schon darauf verweisen, dass die Überprüfung auch durch Verhaltensexperimente im Alltag erfolgt; legen diese andere Gesichtspunkte nahe, kann das Modell im Verlauf der weiteren Sitzungen auch korrigiert oder ergänzt werden.

Schriftliche Fixierung wichtig für Experimentierphase

Das schriftliche Erklärungsmodell sollte für die Planung der Verhaltensexperimente verfügbar sein. Darüber hinaus hat die regelmäßige Bezugnahme auf das Erklärungsmodell auch die Funktion, die Fähigkeit zur Distanzierung vom Problem (decentering) zu fördern und die Ansatzpunkte für Veränderungen im Gedächtnis der Patient:innen zu verankern. Deshalb sollte das Modell auch von den Patient:innen festgehalten (z. B. mit dem Handy abfotografiert) werden, verbunden mit der Hausaufgabe, sich dieses noch einmal in Ruhe anzusehen und ggf. mit anderen Situationen im Alltag zu vergleichen (vgl. „Arbeitsblatt: Prozessbasiertes Erklärungsmodell“ im Anhang auf Seite 139).

3.4 Klärung von Zielen und Werten

Patient:innen beginnen eine Therapie nicht nur, weil sie ihre belastenden psychischen Symptome verringern wollen, sondern in der Regel auch, weil sie in ihrem Leben Veränderungen vornehmen wollen. Die angestrebten Veränderungen können zwar häufig zunächst nicht konkret benannt werden, sind jedoch in einer Klärung von Zielen zu konkretisieren. Dabei müssen die grundsätzlichen Lebensziele von den Zielen unterschieden werden, die in einer Therapie erreichbar sind; meist sind es nur Zwischenziele, die im Rahmen der Therapie realistischerweise erreichbar sind. Lebensziele und Therapieziele werden jedoch gleichermaßen von zugrunde liegenden, persönlichen Werten und von grundlegenden Bedürfnissen bestimmt. Als Werte bezeichnet man kulturell geprägte Bewertungsdispositionen, die die Identität einer Person begründen, Einstellungen und Handlungsabsichten steuern, und sich im Verhalten und angestrebten Zielzuständen manifestieren (Rokeach, 1973). Bedürfnisse hingegen (Grawe, 1998; vgl. auch Kapitel 3.2) sind universelle und existenziell notwendige motivationale Zustände, die befriedigt werden müssen, um einen Mangelzustand auszugleichen. Beispiele für die Unterscheidung von grundlegenden Werten und Zielen finden sich in Tabelle 1. Die Tabelle orientiert sich an der Kategorisierung von Motiven von Hogan et al. (2010), ist jedoch nicht als erschöpfend anzusehen. Die Tabelle verdeutlicht auch, dass kognitiv repräsentierte Werte und motivationale Bedürfnisse nicht immer einfach zu unterscheiden sind.

Tabelle 1: Werte, Bedürfnisse und Ziele (nach Hogan et al., 2010)

Werte	Bedürfnisse	Ziele (Beispiele)
• Ästhetik • Sozialer Anschluss • Altruismus • Materieller Wohlstand • Hedonismus • Macht • Anerkennung • Wissenschaft • Sicherheit • Tradition/Moral	• Sinnhaftigkeit • Bindung • Versorgung • Besitz • Lust • Dominanz • Selbstdarstellung • Einsicht • Misserfolgsvermeidung • Spiritualität/ Religiosität	• Künstlerische Tätigkeit ausüben • Freundschaften haben • Soziale Unterstützung geben • Reich sein • Entspannung erleben • Macht ausüben • Leistung zeigen • Neue Technologien kennenlernen • Konflikte vermeiden • Moralisch handeln

Ein wichtiger Schritt in der Therapie besteht zunächst in der Klärung persönlicher Werte. Der Klärungsprozess erfolgt schrittweise. Erste Anhaltspunkte ergeben sich bereits aus der Anamnese. So sprechen Patient:innen oftmals im Zusammenhang mit den Auswirkungen wichtiger Lebenserfahrungen (z. B. konflikthafte familiäre Beziehungen oder traumatische Erfahrungen) oder persönlicher Entscheidungen (z. B. Berufs- oder Partnerwahl) Themen an, die für Therapeut:innen Rückschlüsse auf die motivationalen Hintergründe ermöglichen. Zum Beispiel kann aus Erfahrungen von Abwertung oder Verlassenwerden eine starke Orientierung an Vertrauen oder dem Bedürfnis nach sicheren Bindungen abgeleitet werden. Therapeut:innen können diese Themen ansprechen und expliziter die zugrunde liegenden Werte und Bedürfnisse ansprechen.

Klärung persönlicher Werte

Eine explizitere Bearbeitung kann mithilfe von Fragebögen erfolgen. Besonders häufig wird der *Valued Living Questionnaire* aus der Akzeptanz- und Commitment-Therapie benutzt, der die Wichtigkeit von Lebensbereichen abfragt. Im Anhang findet sich eine nach Eifert und Forsyth (2005) modifizierte Version, die über die Lebensbereiche hinaus auch Werte, Ziele und Barrieren in der Verwirklichung von Werten erfasst (vgl. „Arbeitsblatt: Klärung persönlicher Werte“ auf Seite 141/142). Darüber hinaus eignet sich zur Klärung von Motiven auch der Fragebogen zur Analyse motivationaler Schemata (FAMOS; Grosse Holtforth & Grawe, 2002; vgl. Tabelle 2). Dieser Fragebogen erfasst 23 Annäherungs- und Vermeidungsziele, die auch für die individuelle Therapieplanung geeignet sind.

Tabelle 2: Annäherungs- und Vermeidungsziele aus dem Fragebogen zur Analyse motivationaler Schemata (Grosse Holtforth & Grawe, 2002)

Annäherungsziele	Vermeidungsziele
• Intimität/Bindung • Geselligkeit • Anderen helfen • Hilfe bekommen • Anerkennung/Wertschätzung • Überlegen sein/Imponieren • Autonomie • Leistung • Kontrolle haben • Bildung/Verstehen • Glauben/Sinn • Das Leben auskosten • Selbstvertrauen/Selbstwert • Selbstbelohnung	• Alleinsein/Trennung • Geringschätzung • Erniedrigung/Blamage • Vorwürfe/Kritik • Abhängigkeit/Autonomieverlust • Spannungen mit anderen • Sich verletzbar machen • Hilflosigkeit/Ohnmacht • Versagen

Schließlich gibt es eine Reihe von Techniken zur intensiveren Klärung von Werten, die in der Akzeptanz- und Commitment-Therapie (ACT) von Hayes, Strosahl und Wilson (2012) und in der kognitiven Verhaltenstherapie von Kanfer, Reinecker und Schmelzer (2012) beschrieben werden. Es werden häufig Metaphern verwendet. Eine solche Metapher ist die Vorstellung, bei dem eigenen Begräbnis teilzunehmen und die Grabreden eigener Freund:innen anzuhören (Hayes et al., 2013, S. 360f.). Darüber hinaus ist ein wichtiges Prinzip, das bei der Umsetzung von Verhaltensexperimenten zu beachten ist, die kontinuierliche Verpflichtung auf persönliche Werte auch in der Konfrontation mit Problemen, um einer Vermeidung negativer Emotionen vorzubeugen. In diesem Sinn ist die Wertorientierung bei Verhaltensexperimenten eine vergleichbar wichtige motivationale Grundlage wie bei der Verhaltensaktivierung (Hofheinz, Heidenreich & Michalak, 2017).

In ähnlicher Weise fördern auch Kanfer et al. (2012, S. 381–402) die Reflexion über persönlich bedeutsame Ziele mithilfe einer Vielzahl von Übungen, die Reflexion und Imagination miteinander verbinden. Ein Beispiel ist die Frage:

> „Wenn ich Sie in drei [fünf, etc.] Jahren besuchen würde, und Ihr Leben wäre bis dahin ideal nach Ihren Wünschen und Vorstellungen verlaufen – wie würde Ihr Leben dann aussehen?“

Der Ansatz von Kanfer et al. (2012) unterscheidet sich von der ACT durch die stärkere Betonung der Zielorientierung. Entsprechend dem Current-Concern-Ansatz wird Änderungsmotivation vor allem durch das Ausmaß bestimmt, in dem sich die:der Patient:in konkret mit dem Ziel beschäftigt. Hieraus leiten Kanfer et al. (2012) ab, dass Verarbeitungsprozesse, d.h. die volle Aufmerksamkeit, Erinnerungen und Vorstellungsbilder, wie auch die gedankliche Reflexion auf das persönliche Ziel konzentriert sein sollten, um ein Maximum an Änderungsmotivation zu erzielen.

Positiv-Modell erarbeiten

Diese Wirkung kann dadurch unterstützt werden, dass Therapeut:in und Patient:in Zielvorstellungen in ein „Positiv-Modell" einarbeiten, das als Gegenentwurf zu dem Störungsmodell fungiert. Zu der Situation, die als Auslöser für das problematische Muster gewählt wurde, werden adaptive Kognitionen, Emotionen, Verhalten und Verarbeitungsprozesse gesammelt (vgl. Abbildung 9). Als Orientierungshilfe können die Fragen aus der Exploration umformuliert werden, wie zum Beispiel:

„Welcher Gedanke [welches Gefühl, welches Verhalten] wäre hilfreich oder der Situation angemessen? Welche Verarbeitungsweisen würden Ihnen helfen, besser mit der Situation umzugehen?"

Ein solches „Positiv-Modell" motiviert Patient:innen, ihre Ziele in der Therapie weniger auf „äußerliche" Zustände zu beziehen, sondern auf die Veränderung eigener Erlebnis- und Verhaltensmuster.

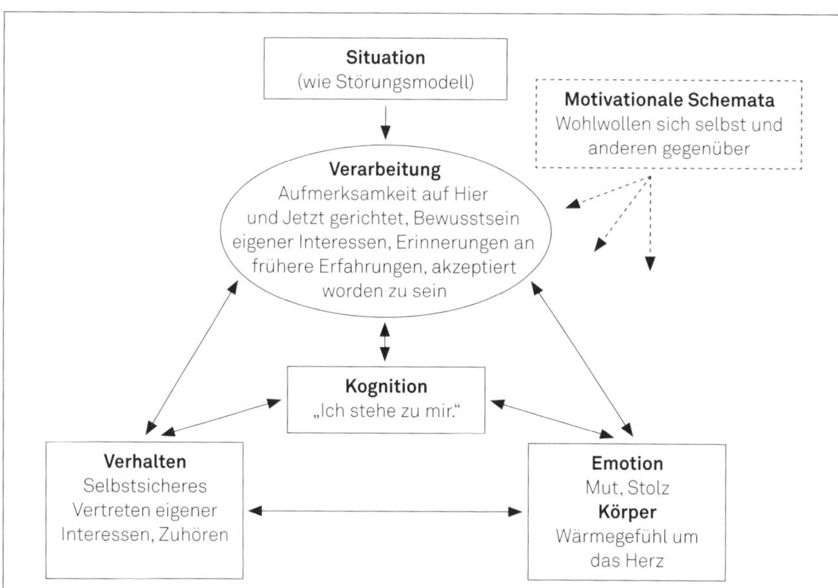

Abbildung 9: „Positiv-Modell" (Beispiel)

Fazit

Zusammenfassend lässt sich aus den genannten Ansätzen ableiten, dass ein Bewusstsein persönlicher Werte wie auch die konkrete Vorstellung von Zielaspekten eigenen Erlebens und Verhaltens die *Annäherungsmotivation* fördern und eine wichtige Voraussetzung für die Umsetzung von Verhaltensexperimenten darstellen. Es ist jedoch auch eine wesentliche Aufgabe im Prozess der Vorbereitung von Verhaltensexperimenten, die *Barrieren* zu berücksichtigen, die Patient:innen bei der Umsetzung von eigenen Werten und Zielen wahrnehmen.

4 Praktische Durchführung

4.1 Zielsetzungen von Verhaltensexperimenten

Das Vorgehen umfasst in der Regel drei Phasen:
1. Planung und motivationale Vorbereitung,
2. Durchführung des Experiments,
3. Auswertung und Reflexion (Nachbereitung).

Explorativ oder hypothesentestend

Das Vorgehen sollte flexibel an die Zielsetzungen angepasst werden. Zum Beispiel weist Wells (1997) darauf hin, dass nicht nur die Konsequenzen von Verhalten, sondern auch von Verarbeitungsweisen geprüft werden können. Zudem sind nicht immer vorher Überzeugungen klar formulierbar, die dann geprüft werden sollen, zum Beispiel, weil inkonsistente Erfahrungen gemacht wurden oder die Situationen völlig gemieden wurden. Deshalb wird in theoretischer Hinsicht auch zwischen explorativen und hypothesentestenden Verhaltensexperimenten unterschieden (Bennett-Levy et al., 2004; Teismann & Ertle, 2011). Weiterhin können Verhaltensexperimente unabhängig von einem pathologischen Kontext auch zur Förderung von Ressourcen im Sinne einer persönlichen Weiterentwicklung genutzt werden (vgl. Kapitel 2.3 und 2.4).

Deshalb können vier unterschiedliche Typen von Verhaltensexperimenten unterschieden werden (vgl. auch Tabelle 3):

4 Typen von Verhaltensexperimenten

1. *Verhaltensexperimente zur Überprüfung ungünstiger Verarbeitungsprozesse (sogenannte Verarbeitungsexperimente):* Hier wird vor allem untersucht, ob bestimmte Verarbeitungsprozesse ungünstige Auswirkungen auf Emotionen, Überzeugungen und Verhalten haben. Beispiele hierfür sind die gezielte Beeinflussung von Grübeln oder Selbstaufmerksamkeit und deren Auswirkung auf depressive Stimmung oder Angst.
2. *Explorative Verhaltensexperimente:* Bei dieser Form des Verhaltensexperimentes wird in einem situativen Kontext des Alltagslebens Verhalten variiert und beobachtet, welche Konsequenzen sich ergeben. Die Erwartungen sind hierbei offen formuliert, d.h., es besteht kein expliziter Bezug zu den Überzeugungen der:des Patient:in. Zum Beispiel kann die Konsequenz eines neuen Verhaltens unklar sein.
3. *Hypothesenprüfende Verhaltensexperimente:* Ziel dieser Verhaltensexperimente ist die geplante Überprüfung einer maladaptiven Überzeugung, die zum Beispiel im Erklärungsmodell spezifiziert worden ist. In der Regel impliziert diese Variante, dass eine vermeintliche Bedrohung oder eine erwartete negative Konsequenz provoziert wird, die normalerweise vermieden wird.

4. *Verhaltensexperimente als Ressource persönlicher Entwicklung:* Hierunter kann man explorative Verhaltensexperimente (und auch Verarbeitungsexperimente) fassen, die nicht auf die Überwindung von maladaptiven Mustern oder Störungen abzielen, sondern die Förderung adaptiver Kompetenzen und Erweiterung des Erlebnis- und Verhaltensrepertoires einer Person durch „Ausprobieren". Im Vordergrund steht die eigenständige Nutzung der Methode zur Förderung von Selbstwirksamkeit, Problemlösekompetenzen und Kreativität.

Tabelle 3: Systematik von Verhaltensexperimenten

Typ von Verhaltens-experiment	Ziel	Vorgehen
1. Verarbeitungs-experiment	Überprüfung maladaptiver Verarbeitung, Aufbau adaptiver Verarbeitungs-prozesse	Verarbeitungsprozesse variieren, Auswirkungen auf Erleben beobachten
2. Exploratives Verhaltensexperiment	Exploration situativer Kontextbedingungen, Aufbau adaptiven Verhaltens	Sich mit Problemsituation konfrontieren, Verhalten variieren, Konsequenzen beobachten
3. Hypothesenprüfendes Verhaltensexperiment	Überprüfung maladaptiver Überzeugungen, Aufbau adaptiver Überzeugungen	Problemverhalten zeigen, Konsequenzen beobachten
4. Entwicklungsorientiertes Verhaltens-experiment	Transfer adaptiver Verarbeitung, Überzeugungen, Verhalten auf unterschiedliche Lebenskontexte	Neue Verhaltensweisen ausprobieren, Auswirkungen auf Selbst/Umwelt beobachten

Um die Vielfalt der möglichen Vorgehensweisen deutlich zu machen, werden zunächst einige Varianten von Verhaltensexperimenten beschrieben, bevor in Kapitel 4.3, 4.4 und 4.5 die Planungs-, Durchführungs- und Nachbereitungsphasen beschrieben werden.

4.2 Varianten im Vorgehen und bezüglich des gewählten Settings

Explorativ vs. Hypothesenbezogen

Explorative Verhaltensexperimente sind offen formuliert, d.h. es gibt keine spezifische Überzeugung, die geprüft werden soll. Ziel ist Informationsgewinnung: Ein bestimmtes Verhalten wird gezeigt und es wird beobachtet, welche Konsequenzen es auf andere Personen, das eigene Erleben oder körperliche Reaktionen hat.

Hypothesenbezogene Verhaltensexperimente dienen der gezielten Überprüfung von maladaptiven oder adaptiven Überzeugungen. Sie setzen voraus, dass die zentralen Überzeugungen in problematischen Situationen, die zur Aufrechterhaltung der Störung beitragen, in einem Erklärungsmodell herausgearbeitet werden. Um die neue Erfahrung möglichst unverzerrt aufnehmen zu können, müssen zusätzlich maladaptive Verarbeitungsprozesse und Verhaltensweisen identifiziert und im Verhaltensexperiment unterlassen werden.

Geplant vs. Improvisiert

Geplant oder improvisiert

In der Regel sind Verhaltensexperimente gemeinsam geplante Interventionen. Es kann jedoch auch sein, dass eine:ein Therapeut:in aus einem aktuellen Kontext in der Therapiesitzung heraus spontane „Stehgreif"-Verhaltensexperimente initiiert. Eine solche Gelegenheit ergibt sich, wenn eine:ein Patient:in eine maladaptive Überzeugung deutlich ausdrückt. Beispielsweise könnte die Äußerung „Die Therapie hilft mir nicht" aufgenommen werden, indem die:der Therapeut:in die Stimmung der:des Patient:in einschätzen lässt. Nachdem im weiteren Sitzungsverlauf neue Aspekte zur Sprache kommen und sich die Perspektive verändert, könnte die:der Therapeut:in erneut die Stimmung einschätzen lassen und dann mit der:dem Patient:in besprechen, welche Bedeutung diese Veränderung für die Überzeugung hat, dass die Therapie nicht hilft.

Maladaptive Überzeugungen testen vs. adaptive Überzeugungen konsolidieren

Ein zentrales Ziel von Verhaltensexperimenten ist die Prüfung maladaptiver Überzeugungen, die die Entstehung negativer emotionaler Zustände begünstigen und diese aufrechterhalten. Die Widerlegung alter, negativer Überzeugungen ist jedoch nicht automatisch mit der Bildung einer neuen, positiven Überzeugung verbunden. Deshalb ist die Entwicklung neuer, adaptiver Überzeugungen eine weitere, eigene Aufgabe. Verhaltensexperimente bieten die Möglichkeit, die Gültigkeit neuer Perspektiven durch direkte persönliche Erfahrung zu beurteilen. Der Aufbau neuer Perspektiven setzt voraus, dass Barrieren in der Verarbeitung von Erfahrungen (z. B. Verzerrungen durch selektive Aufmerksamkeit, Vorstellungen oder Erinnerungen) abgebaut werden (vgl. Kapitel 2.4). Darüber hinaus benötigt dieser Prozess Zeit: Im Sinn des Zyklus des Erfahrungslernens sind weitere Erfahrungen notwendig, um die Konsolidierung der neuen Sichtweise im Gedächtnis zu etablieren.

Diagnostische Verhaltensexperimente

Diagnostisches Experiment

Wie bereits in Kapitel 3.3 dargestellt, ist das initial aufgestellte prozessbasierte Erklärungsmodell noch sehr vorläufig und unsicher, da es auf Erinnerungen und spontanen sprachlichen Formulierungen beruht. Verhaltensexperimente ermöglichen die unmittelbare Erfassung von automatisierten Erlebnis- und Verhaltensweisen in der „natürlichen" Umgebung, die ansonsten schwer zugänglich sind. Hieraus können valide Informationen zu relevanten aufrechterhaltenden Faktoren des Problems abgeleitet werden, die den Therapieprozess im Sinne des kollaborativen Empirismus fördern. Zudem entwickelt die:der Patient:in eine konkrete Vorstellung des geplanten und zielorientierten Vorgehens in der Therapie und des eigenen, aktiven Engagements.

Aktiv vs. beobachtend

Aktiv oder beobachtend

Im Regelfall führt die:der Patient:in das Verhaltensexperimente selbst aus *(„aktives Experiment")*. Hierauf beziehen sich auch die meisten der vorherigen theoretischen Ausführungen hinsichtlich der Wirkmechanismen und auch der nachfolgenden Beispiele. Es kann jedoch auch sinnvoll sein, dass die:der Patient:in lediglich beobachtet, wie die:der Therapeut:in oder eine andere Person das Experiment ausführt und welche Konsequenzen das Verhalten der anderen Person hat *(„Beobachtungsexperiment")*. Beobachtungsexperimente sind vor allem sinnvoll, wenn die:der Patient:in zu viel Angst vor der Ausführung des Verhaltens hat (z. B., weil es als zu peinlich erlebt wird), oder das Verhalten die Beobachtung der Konsequenzen behindert oder ausschließt (z. B. das Simulieren von Ohnmacht), oder aber eine direkte Befragung anderer Personen die Validität der Informationen einschränkt.

Eine Sonderform von Beobachtungsexperimenten stellen *Umfragen* dar, in denen die Meinung anderer Personen zu bestimmten Erlebnis- oder Verhaltensweisen erhoben wird, ohne dass der Bezug zur:zum Patient:in offengelegt ist. In der Regel sind Umfragen darauf ausgerichtet, bestimmte Überzeugungen zu prüfen (hypothesenbezogen). Sie können von der:dem Patient:in oder der:dem Therapeut:in oder auch von einer anderen Person durchgeführt werden.

Umfragen

Nicht immer sind die Konsequenzen eines Verhaltens in einer Situation sichtbar. Zum Beispiel werden soziale Bewertungen, wie sie etwa bei Sozialer Angststörung und Körperdysmorpher Störung relevant sind, von anderen Personen häufig nicht in offener und eindeutiger Weise gezeigt. Zudem könnte eine positive Rückmeldung (z. B. „Das ist doch nicht peinlich.") als sozial erwünscht abgewertet werden; die direkte negative Rückmeldung verletzt soziale Normen, nach denen es unangemessen und respektlos gilt, die persönlichen Gefühle anderer zu verletzen. In diesem Fall stellen Umfragen eine Möglichkeit dar, die Einstellungen von anderen Personen bezüglich der vermeintlich peinlichen Körperreaktionen oder Verhaltensweisen, oder auch des vermeintlich hässlichen Aussehens, direkter zu erfassen. Umfragen können auch verwendet werden, um stigmatisierende Einstellungen gegenüber psychischen Störungen (z. B. Alkoholabhängigkeit, Schizophrenie, Depression) zu erfassen.

Dabei werden andere Personen direkt oder auch indirekt, zum Beispiel mithilfe von Fragebögen oder E-Mails, bezüglich ihrer Einstellung zu bestimmten Themen befragt, ohne dass hierbei ein direkter Bezug zur betroffenen Person besteht. Die Fragen sollten von der:dem Patient:in ausgesucht werden. Therapeut:innen sollten bei den Formulierungen (offene vs. geschlossene Fragen) sowie der Wahl des Kontextes helfen.

Ein Beispiel für eine Umfrage zum Zittern bei Sozialer Angststörung könnte folgendermaßen aufgebaut sein:
1. Zittern Sie gelegentlich?
2. Was löst bei Ihnen Zittern aus?
3. Wenn Sie zittern, was denken Sie darüber?
4. Wie gut bemerken Sie, wenn andere zittern?
5. Wenn Sie bemerken, dass jemand zittert, was denken Sie dann über diese Person?
6. Würden Sie denken, die Person sei ... [Befürchtung der:des Patient:in, z. B. merkwürdig]?
7. Wenn Sie bemerken, dass jemand in einer normalen Unterhaltung zittert, was würden Sie über die Gründe vermuten?

Therapiesetting vs. öffentlicher Raum

Therapeut:in als Handlanger

Verhaltensexperimente könnten entweder innerhalb des therapeutischen Settings stattfinden, d. h. im Therapiezimmer, in einer Klinik oder Ambulanz. Dies bietet die Möglichkeit, andere therapeutische oder nichttherapeutische Mitarbeiter:innen als „stooge" („Handlanger") einzuplanen. Sie können weiterhin auch im öffentlichen Raum, zum Beispiel in Cafés oder öffentlichen Verkehrsmitteln, stattfinden, oder auch als Hausaufgabe im privaten Setting, d. h. Zuhause in der Partnerschaft oder Familie, oder in sozialen Kontakten (z. B. bei Treffen mit Freund:innen) oder im beruflichen Kontext. Der Ablauf von Verhaltensexperimenten lässt sich im therapeutischen Kontext am besten kontrollieren, hat jedoch oftmals eine eingeschränkte ökologische Validität. Hingegen sind Verhaltensexperimente, die im privaten Alltagsleben der Patient:innen stattfinden, mit der höchsten Validität verbunden. In der Anfangsphase ist es sinnvoll, dass die:der Therapeut:in Kontrolle über den Ablauf der Verhaltensexperimente ausübt, während im weiteren Therapieverlauf die Gültigkeit für die Lebensrealität der Patient:innen stärker in den Vordergrund rückt. Tabelle 4 fasst noch einmal die verschiedenen Optionen zusammen, aus denen Therapeut:innen die geeignete Variante eines Verhaltensexperimentes wählen können.

Tabelle 4: Optionen für Verhaltensexperimente

Ziele	• Diagnostik • Prüfung von maladaptiven Überzeugungen • Prüfung von adaptiven Überzeugungen • Persönliche Entwicklung
Vorgehen	• Explorativ • Hypothesenbezogen
Einbezogenheit der:des Patient:in	• Aktives Experiment • Beobachtungsexperiment • Umfrage
Anleitung	• Therapeutengeleitet • Selbstgeleitet (Hausaufgabe)
Kontext	• Therapeutisches Setting (Therapieraum, Klinik, Ambulanz) • Öffentliches Setting („in vivo") • Privates Setting

4.3 Planungsphase

Für die Vorbereitung eines Verhaltensexperimentes hat es sich bewährt, das „Arbeitsblatt: Verhaltensexperiment" (vgl. Seite 143 im Anhang) zu verwenden. Die Verschriftlichung ist hilfreich, weil die:der Patient:in hierdurch eine klarere Vorstellung davon bekommt, welches Verhalten gezeigt und welche Auswirkungen beobachtet werden sollen; und auch Erwartung und Ergebnis genauer analysiert werden können.

Verhaltensexperimente können nur dann wirksam zu Veränderungen beitragen, wenn sie an den Überzeugungen und zugrunde liegenden Verarbeitungsprozessen der:des Patient:in ansetzen. Deshalb ist ein schriftlich fixiertes individuelles Erklärungsmodell, dass maladaptive Überzeugungen im Kontext von Beispielsituationen konkretisiert, eine unerlässliche Grundlage (vgl. Kapitel 3.3 und „Arbeitsblatt: Prozessbasiertes Erklärungsmodell" auf Seite 139 im Anhang).

„Arbeitsblatt: Verhaltensexperiment" – Aufbau

1. Überzeugung (maldadaptiv/adaptiv) und Intensität der Überzeugung
2. Situation und Zeitpunkt
3. Negative Erwartung

4. Experiment
   a. Verhalten, das gezeigt werden soll
   b. Hinweise für das Zutreffen bzw. das Eintreten der negativen Erwartung
   c. Reaktionen, die unterlassen werden sollen
5. Selbstmotivierung
6. Ergebnis der Umsetzung
7. Schlussfolgerung und Intensität der Überzeugung

Arbeitsblatt: Verhaltensexperiment

Das Ausfüllen des „Arbeitsblattes: Verhaltensexperiment" (vgl. Seite 143 im Anhang) hilft, die Vorbereitung zu strukturieren. Die nachfolgenden Ausführungen orientieren sich vor allem an hypothesenprüfenden Verhaltensexperimenten zu spezifischen maladaptiven Überzeugungen (vgl. Typ 3 in Tabelle 5). Das Arbeitsblatt muss jedoch an die Zielsetzungen flexibel angepasst werden, wenn maladaptive Überzeugungen nicht im Vordergrund stehen:

- Nach der Überprüfung von maladaptiven Überzeugungen empfiehlt sich die gezielte Überprüfung der komplementären adaptiven Überzeugung (z. B. „Wenn ich die Erwartungen anderer nicht erfülle, finde ich dennoch Verständnis."). Entwicklungsorientierte Verhaltensexperimente (Typ 4) beziehen sich hierbei, über die Fokussierung auf ein spezifisches Problem hinaus, auch auf persönliche Entwicklungsthemen (z. B. neue Hobbys, spirituelle Beschäftigung, berufliche Neuorientierung). Eine solche adaptive Überzeugung in entwicklungsorientierten Verhaltensexperimenten könnte zum Beispiel sein: „Wenn mich eine Erfahrung weiterbringen soll, dann muss ich auch etwas dafür tun".
- In Verarbeitungsexperimenten (Typ 1) sollen Verarbeitungsprozesse (z. B. Selbstaufmerksamkeit, Grübeln, Neutralisieren) überprüft werden. Hierzu kann das „Arbeitsblatt: Verarbeitungsexperiment" verwendet werden (vgl. Seite 145 im Anhang).
- Bei explorativen Verhaltensexperimenten (Typ 2) sind möglicherweise keine eindeutigen maladaptiven Überzeugungen festzulegen. In einem solchen Fall kann die erste Spalte zu Überzeugungen auch offengelassen werden.

4.3.1 Konkretisierung maladaptiver und adaptiver Überzeugungen

Die offene Exploration von Gedanken nach dem Prinzip der freien Assoziation (z. B. „Was ging Ihnen durch den Kopf?") kann zwar zu einer großen Zahl von Äußerungen führen, ist jedoch für die weitere therapeutische Arbeit meist zu ungeordnet und divergent, oder bezieht sich mehr auf die aktuelle Therapiesituation. Fragen (z. B. „Warum passiert mir so etwas immer wieder?") und

Selbstinstruktionen (z. B. „Ich sollte meine Gefühle besser kontrollieren!") beschreiben nicht die Kognition, sondern sind eher Ausdruck des Strebens nach Verstehen oder Verändern eigener Reaktionen. Deshalb sollten Therapeut:innen gezielt Kognitionen explorieren, die

Gezielt Überzeugungen explorieren

- die Bedeutung der Situation in überspitzter Form wiedergeben („Ich bin wertlos" statt „Ich denke über die Bewertung von anderen nach"),
- mit den berichteten Emotionen übereinstimmen (d.h. sich bei Angst auf Bedrohung, bei Niedergeschlagenheit auf Abwertung beziehen),
- das Wissen über Schlüsselkognitionen der spezifischen Störung berücksichtigen (z. B. ist bei Agoraphobie zumeist das In-der-Falle-Sitzen relevant, bei Sozialer Angststörung das Peinlich-Wirken).

Die Wirkung eines Verhaltensexperimentes kann verstärkt werden, wenn – wie in einem Entscheidungsexperiment – nicht nur die maladaptive, sondern auch die adaptive Überzeugung festgehalten werden. Dadurch, dass der maladaptiven Überzeugung „Ich bin ein Versager" eine adaptive Überzeugung „Jeder macht Fehler, das ändert nichts an meinen Stärken" gegenübergestellt wird, wird ein erwartungsinkongruentes Ergebnis noch stärker wahrgenommen. Die adaptive Überzeugung kann durch die Frage exploriert werden, wie denn die gegenteilige, positive Überzeugung zu formulieren wäre. Hilfreich sind hier auch typische Fragen, die im Rahmen des Sokratischen Dialogs zur Entwicklung von alternativen Sichtweisen beitragen sollen (z. B. „Wie könnte man das anders sehen?" oder „Welche Einstellung bezüglich dieses Problems könnte eine Person haben, die Sie gut kennt?"). Zusätzlich kann der:die Therapeut:in auch auf das Positiv-Modell zurückgreifen, in der die angestrebte Bewertung exploriert wurde.

4.3.2 Festlegung des Kontexts

Die Wahl einer Situation und eines Zeitpunktes dient zum einen der Verpflichtung auf eine konkrete Umsetzung des Verhaltensexperimentes. Das Aufsuchen einer Problemsituation ist immer auch mit der Konfrontation mit belastenden Gefühlen und Gedanken und der Tendenz, diese zu vermeiden, verbunden. Die Festlegung soll die Selbstverpflichtung erhöhen; diese erleichtert es der:dem Patient:in, sich auf das Verhaltensexperiment einzulassen.

Kontext explorieren

Darüber hinaus ist eine solche Festlegung von Vorteil, weil Überzeugungen in spezifischen Kontexten aktiviert werden: Zum Beispiel wird die Überzeugung, ein Versager zu sein, in Situationen ausgelöst, in denen andere Personen Handlungen bewerten könnten, also in einer Leistungssituation, hingegen wird dies weniger häufig in Konsumsituationen (z. B. beim Musikhören) eintreten. Deshalb bietet die Ableitung eines Erklärungsmodell der Störung gleichzeitig auch gute Anhaltspunkte, welche Situationen sich für die Überprüfung von Überzeugungen in Verhaltensexperimenten eignen.

4.3.3 Formulierung einer kontextspezifischen Erwartung

Erwartungen explorieren

Aus der Überzeugung wird die Erwartung abgeleitet, welche Auswirkungen ein bestimmtes Verhalten auf das Selbst oder andere Menschen in dem spezifischen situativen Kontext hat. Oftmals entsteht bei Patient:innen eine Ambivalenz zwischen maladaptiver und adaptiver Erwartung: Während in emotionaler Hinsicht die negative Erwartung naheliegt, spricht die Vernunft für eine positivere Sichtweise. Hier ist es wichtig, die Erwartung aus Sicht der maladaptiven Überzeugung zu formulieren. Sollte das Verhaltensexperiment vor allem Evidenz gegen die maladaptive Überzeugung schwächen, kann in nachfolgenden Verhaltensexperimenten die adaptive Überzeugung in den Vordergrund gestellt werden.

Darüber hinaus sollte auch nach dem Ausmaß der Überzeugtheit von der maladaptiven Überzeugung gefragt werden. Hierdurch kann die:der Patient:in auch ausdrücken, in welchem Maße es ihr:ihm möglich ist, eigenes Erleben als übertrieben wahrzunehmen und sich von der maladaptiven Überzeugung teilweise auch zu distanzieren. Alternativ hierzu kann auch nach der erwarteten Intensität des (negativen) Gefühls gefragt werden (z. B. erwartete Angst); die Intensität von Emotionen ist ein Indikator von aktivierten Überzeugungen und ist oftmals für Patient:innen besser einzuschätzen als die Identifikation mit einer Überzeugung.

4.3.4 Festlegung des Experiments

Für die Validität des Experiments ist es von zentraler Bedeutung, vor dem Experiment auch die Instruktionen zur Durchführung im „Arbeitsblatt: Verhaltensexperiment" einzutragen (vgl. Tabelle 5). Generell sollten die Instruktionen gewährleisten, dass

1. das Verhalten gezeigt wird, das subjektiv zum Eintreten der erwarteten Auswirkungen führen müsste (genaue Definition des Verhaltens),
2. die Auswirkungen genau beobachtet werden (Kriterien für Auswirkungen),
3. Verarbeitungsweisen und Verhaltensstrategien unterlassen werden, die die Beobachtung beeinträchtigen oder den Auswirkungen entgegenwirken könnten (Störfaktoren).

Wenn eine:ein Patient:in zum Beispiel Angst vor den negativen Bewertungen aufgrund von sichtbaren Angstsymptomen (z. B. Erröten) hat, sollte das Verhalten das Auslösen sichtbarer Angstsymptome beinhalten (z. B. Erröten durch entsprechendes Make-up simulieren). Wenn eine:ein Patient:in erwartet, dass der Besuch einer Party die Stimmung verschlechtert, sollte das Verhalten den Besuch einer Party beinhalten.

Tabelle 5: Instruktionen in den unterschiedlichen Typen von Verhaltensexperimenten

Typ	Ziel	Instruktion		
		Verhalten, das gezeigt werden soll	**Kriterien für das Eintreten der Erwartung**	**Strategien, die unterlassen werden sollen**
1. Verarbeitungsexperiment	Überprüfung maladaptiver Verarbeitung, Aufbau adaptiver Verarbeitung	Maladaptive und adaptive Verarbeitungsweisen	Veränderung eigener Gedanken, Gefühle oder Verhalten	–
2. Exploratives Verhaltensexperiment	Exploration situativer Kontextbedingungen	Verhalten in Problemsituation variieren	–	Maladaptive Verarbeitung und Verhaltensstrategien
3. Hypothesenprüfendes Verhaltensexperiment	Überprüfung maladaptiver Überzeugungen, Aufbau adaptiver Überzeugungen	Verhalten, von dem negative Auswirkungen erwartet werden	Eintreten erwarteter Auswirkungen auf Selbst oder Umwelt	
4. Entwicklungsorientiertes Verhaltensexperiment	Transfer adaptiver Verarbeitung, Überzeugungen, Verhalten	Neue Verhaltensweisen ausprobieren in unterschiedlichen Lebenskontexten	Angestrebte Veränderungen von Selbst, Umwelt	

Auch die Kriterien für die Auswirkungen hängen von den spezifischen Erwartungen ab. Wenn bei Erröten Abwertung erwartet wird, sollten Anzeichen für soziale Abwertung definiert werden (z. B. angestarrt werden, Lächeln, verwunderte Blicke, Äußerungen). Wenn eine Stimmungsverschlechterung bei Partybesuch erwartet wird, sollte vorab bestimmt werden, welches Gefühl erwartet wird (z. B. Niedergeschlagenheit, Hemmungen, Hilflosigkeit). Die Kriterien sollten ebenfalls notiert werden. Bei Verhaltensexperimenten zu maladaptiven Überzeugungen werden negative Konsequenzen, zu adaptiven Überzeugungen positive Konsequenzen erfasst (z. B. „Wenn ich andere anschaue, zeigen sie Interesse an mir.“). Allerdings sind beim explorativen Verhaltensexperiment keine Erwartungen definierbar.

Selbstaufmerksamkeit und Sicherheitsverhalten

Störfaktoren wie starke Selbstaufmerksamkeit oder Sicherheitsverhalten können die Validität des Experimentes stark beeinträchtigen und sollten deshalb im „Arbeitsblatt: Verhaltensexperiment“ ebenfalls notiert werden. Sie lassen sich aus dem Erklärungsmodell und auch gezielten Verarbeitungsexperimenten ableiten. Bei Errötungsangst könnte zum Beispiel hohe Selbstaufmerksamkeit dazu führen, dass das Ausbleiben der erwarteten sozialen Reaktionen gar nicht bewusst beobachtet werden kann. Sicherheitsverhalten wie das Benutzen abdeckenden Make-ups, führt dazu, dass das Ausbleiben negativer Reaktionen auch mit der erfolgreichen Neutralisierung der peinlichen Auswirkungen von Erröten erklärt werden kann, und die maladaptive Überzeugung nicht widerlegt werden kann. Im anderen Fall, bei Erwartung einer Stimmungsverschlechterung auf einer Party, könnte Grübeln oder übermäßiger Alkoholkonsum die Stimmung beeinflussen und somit die Überzeugung verstärken, „unfähig zur Freude“ oder „psychische krank“ zu sein.

4.3.5 Förderung der Annäherungsmotivation

Verhaltensexperimente zu maladaptiven Überzeugungen beinhalten die Konfrontation mit einem problematischen Kontext und konfrontieren daher mit negativen Gefühlen und Gedanken. Deshalb rufen sie bei den meisten Patient:innen Vermeidungstendenzen hervor, die sich nicht immer in offener Äußerung von emotionaler Überforderung zeigen. Eine häufige Form von Widerstand ist das Anbringen von Argumenten, die gegen eine Umsetzbarkeit eines Verhaltensexperimentes sprechen, etwa indem erschwerende Faktoren angebracht werden (z. B., dass bestimmte Situationen nie vorkommen), oder die den Sinn des Verhaltensexperimentes infrage stellen (z. B. durch Vorhersage von Konsequenzen, die nicht als relevant für die Überzeugung erscheinen). Am häufigsten ist sicherlich die Vermeidung der Umsetzung des Verhaltensexperimentes, entweder in direkter (z. B. „Ich war nicht in der Lage.“) oder indirekter Form (z. B. „keine Gelegenheit“). Patient:innen übertragen hierbei oftmals die Verantwortung für die Durchführung auf die Therapeut:innen und nehmen sich in der eigenen Verantwortung für die Veränderung zurück.

Annäherung fördern

Deshalb ist es wichtig, auch unmittelbar vor Verhaltensexperimenten immer wieder an die persönlichen Werte und Ziele zu erinnern, die helfen sollen, die Annäherungsmotivationen zu erhöhen und Vermeidungsmotivationen zu verringern. Oftmals ist es hilfreich, wenn die:der Therapeut:in den Konflikt zwischen Annäherungs- und Vermeidungsmotivation und die hieraus resultierende emotionale Ambivalenz offen anspricht und als einen notwendigen und wertvollen Zwischenschritt würdigt. Die Überwindung eigener Hemmungen und Widerstände ist eine wichtige Erfahrung für Patient:innen; sie stabilisiert das Selbstwertgefühl, erhöht die Selbstwirksamkeitserwartung und stärkt den Optimismus, zukünftige Probleme im Leben aktiv angehen zu können. Jeder Versuch, sich diesem Prozess zu stellen und die Barrieren zu überwinden, ist deshalb von Therapeut:innen als Engagement für die Bewältigung eigener Probleme zu würdigen und als Bestätigung dafür, eigene Ziele und Werte besser verwirklichen zu können.

4.4 Durchführungsphase

4.4.1 Verhaltensexperimente im Therapiesetting

Verhaltensexperimente sind zeitaufwendig und lassen sich, ähnlich wie Exposition in vivo, nicht so einfach in die üblichen Zeiten der Routinepraxis einfügen. Auch die Verfügbarkeit von Hilfspersonen und die Arbeit mit Videomaterial sind nicht immer in einer psychotherapeutischen Praxis üblich. Dennoch sind Verhaltensexperimente im Therapiesetting ein äußerst wirkungsvoller Einstieg in die therapeutische Nutzung von Erfahrungslernen, das in selbstangeleiteten Verhaltensexperimenten selbstständig weitergeführt werden kann.

Experimente im Therapierahmen

Ein großer Vorteil von Verhaltensexperimenten im therapeutischen Setting (d.h. in Therapieraum, Ambulanz oder Klinik) sind eine gute Möglichkeit, Kontextfaktoren zu kontrollieren. So könnten zum Beispiel Vortragssituationen oder spezifische Interaktionssituationen mit naiven Gesprächspartner:innen arrangiert werden, in denen der:die Patient:in auch Verhaltensweisen variieren kann, wie etwa Sicherheitsverhalten in Verarbeitungsexperimenten oder explorativen Verhaltensexperimenten. Zudem können nur im therapeutischen Setting Videoaufnahmen gemacht werden, die etwa zur Vorbereitung von Videofeedback notwendig sind. Darüber hinaus sind Verhaltensexperimente im Therapiesetting ein erster Schritt, sich im „geschützten Rahmen" mit einer vermiedenen, problematischen Situation zu konfrontieren. Schließlich können Therapeut:innen Patient:innen bei der Umsetzung beobachten und solche Sicherheitsverhaltensweisen identifizieren, die vielleicht in der Exploration von der:dem Patient:in noch nicht genannt wurden.

Neben diesem diagnostischen Zweck kann auch der Ablauf von Verhaltensexperimenten besser demonstriert werden. So kann der:dem Patient:in verdeutlicht werden, wie Planung, Durchführung und Auswertung mithilfe eines Arbeitsblattes strukturiert werden. Auch die Unterlassung von Sicherheitsverhalten und maladaptiver Verarbeitungsweisen während der Umsetzung des Verhaltensexperimentes kann gemeinsam mit der:dem Patient:in eingeübt werden. Zum Beispiel kann die:der Therapeut:in unmittelbar vor der Durchführung Instruktionen geben, wie die Aufmerksamkeit nach außen gerichtet werden soll.

4.4.2 Verhaltensexperimente „in vivo"

Experimente im Alltag

Bei bestimmten Problemen kann es hilfreich sein, Verhaltensexperimente im öffentlichen Raum, zum Beispiel in Cafés oder öffentlichen Verkehrsmitteln, stattfinden zu lassen. Der Vorteil von solchen „In vivo"-Verhaltensexperimenten ist, dass die Überprüfung von Überzeugungen in der natürlichen Lebenswelt ermöglicht wird und diese eine höhere „ökologische" Validität aufweisen als Verhaltensexperimente im therapeutischen Setting. Dementsprechend ist jedoch auch die Kontrolle über den Ablauf der Verhaltensexperimente eingeschränkt.

Beispiel

Wenn eine Therapeutin den Patienten in ein Café mit ausreichendem Abstand und „inkognito" begleitet, so ist die Einflussnahme auf sein Verhalten, die Reaktionen anderer Menschen und anderen situativen Bedingungen nicht mehr möglich.

Der In-vivo-Test einer maladaptiven Überzeugung stellt eine Konfrontation mit einer Problemsituation dar und löst deshalb, analog der Exposition in vivo, oftmals auch intensivere Anspannung und Angst aus. Anders jedoch als bei der habituationsorientierten Exposition, in der eine möglichst hohe emotionale Aktivierung angestrebt wird, konzentrierte sich das Verhaltensexperiment auf die Überprüfung der äußeren Realität. Die Auslösung problematischer Emotionen ist nicht Zweck, sondern Begleitumstand einer Bewertung, die hinterfragt und geprüft wird. Eine exzessive emotionale Aktivierung ist hierbei eher hinderlich, um eine unverzerrte Erfahrung der Realität zu sammeln. Deshalb ist es wichtig, die Patient:innen zum Unterlassen solcher Verarbeitungsweisen anzuleiten, die die Überprüfung verzerren und die maladaptive Überzeugung aufrechterhalten.

4.4.3 Verhaltensexperimente als Hausaufgaben

Experimente als Hausaufgabe

Therapeut:innen können Patient:innen nicht im privaten Setting, d. h. zu Hause in der Partnerschaft oder Familie, bei sozialen Kontakten (z. B. Treffen mit Freund:innen) oder im beruflichen Kontext begleiten. Dadurch ergibt sich die Notwendigkeit, die Vorbereitung des Verhaltensexperiments durch eine schriftliche Festlegung im „Arbeitsblatt: Verhaltensexperiment" so konkret zu planen, dass die Umsetzung im Lebensalltag möglich ist. Darüber hinaus ist es hilfreich, wenn der:die Patient:in den Ablauf zuvor in therapeutengeleiteten Verhaltensexperimenten (im Therapiesetting oder in vivo) kennengelernt hat. Um das selbstständige Ausfüllen des Arbeitsblattes zu unterstützen, kann den Patient:innen auch eine Arbeitsblatt-Version mit zusätzlichen Erläuterungen mitgegeben werden (vgl. „Arbeitsblatt: Verhaltensexperiment (mit Erklärungen)" auf Seite 144 im Anhang).

Soweit möglich, sollte noch in der Therapiesitzung auch die Situation und der Zeitpunkt der Umsetzung festgehalten werden. Dies dient der Selbstverpflichtung der:des Patient:in, die mögliche motivationale Barrieren überwinden

Selbstmotivierung schriftlich fixieren

hilft. Mehr noch als bei therapeutengeleiteten Verhaltensexperimenten ist die Konfrontation im gewohnten Lebensalltag geprägt von automatisch ablaufenden Verarbeitungsmustern und Emotionen, die eine Unterbrechung von Verhaltensgewohnheiten in Abwesenheit der:des Therapeut:in erschwert. Deshalb kann es sinnvoll sein, auch die *Selbstmotivierung* vorher schriftlich festzuhalten, indem man die Antwort auf die Frage „Warum werde ich das Verhaltensexperiment umsetzen?“ in das Arbeitsblatt einträgt (vgl. „Arbeitsblatt: Verhaltensexperiment“ auf Seite 143 im Anhang).

4.5 Nachbereitungsphase (Auswertung und Reflexion)

Nach der Durchführung notiert der:die Patient:in im Arbeitsblatt das Ergebnis der Umsetzung und die Schlussfolgerungen. Bei Experimenten innerhalb der Sitzung geschieht dies gemeinsam; bei Verhaltensexperimenten, die als Hausaufgabe durchgeführt werden, werden Auswertung und Reflexion zunächst von der:dem Patient:in selbstständig vorgenommen und in der darauffolgenden Therapiesitzung ausführlich besprochen.

Die Auswertung des Ergebnisses eines Verhaltensexperimentes bezieht sich darauf, ob
a) vorher festgelegtes Verhalten auch tatsächlich umgesetzt wurde,
b) erwartete Konsequenzen eingetreten sind,
c) ungünstige Verarbeitungsweisen und Sicherheitsverhalten, die einer echten Überprüfung der Überzeugung entgegenwirken, wie vereinbart unterlassen wurden.

Bei der Auswertung ist die genaue Beobachtung der Fakten aus zwei Gründen sehr wichtig. Zum einen wird die Interpretation der gemachten Erfahrung sehr stark durch emotionale Beweisführung beeinflusst. Negative Gefühle können im Rückschluss als Beweis fehlinterpretiert werden, dass auch das Geschehen negativ war. Zudem erfordern erwartungsinkongruente Ergebnisse, von eigenen Überzeugungen abzurücken. Infolgedessen tendieren Patient:innen oft dazu, erwartungsinkongruente Informationen umzubewerten, um die eigene Überzeugung zu verteidigen. Deshalb ist es die Aufgabe der:des Therapeut:in, eine möglichst objektive Analyse der beobachteten Fakten zu ermöglichen und diese von der anschließenden Reflexion abzugrenzen.

In der Reflexionsphase ist es hingegen sehr wichtig, den unterschiedlichen Sichtweisen Raum zu geben und auch Einwände gegen die Gültigkeit des Experiments zuzulassen. Die Frage nach den Schlussfolgerungen aus den Ergebnissen führt in einen Sokratischen Dialog, in dem Evidenzen für und gegen die Überzeugung abgewogen werden sollten. Angestrebt wird ein vernunftgeleitetes Reflektieren, das die Fakten angemessen berücksichtigt.

Durch den Vergleich, wie überzeugt die:der Patient:in nach dem Experiment im Unterschied zu vorher ist, kann ein Anstoß gegeben werden, die eigene Sichtweise zu überdenken. Allerdings ist die Veränderung in der Überzeugung nicht immer einfach zu quantifizieren. Ersatzweise kann auch nach der Intensität der Gefühle vor und nach dem Verhaltensexperiment gefragt werden.

Selten können Patient:innen aufgrund der erwartungsinkongruenten Evidenzen unmittelbar Überzeugungen korrigieren, selbst wenn hiermit eine Entlastung von negativen Gefühlen verbunden wäre. Oftmals bleiben Kontextfaktoren unberücksichtigt oder der Ausgang des Experimentes wird mit zufällig anwesenden Personen oder der eigenen Stimmung erklärt. Diese nachträglichen Umbewertungen können Ausdruck einer „kognitiven Immunisierung" sein, durch die eine Verletzung der Erwartung verhindert wird (vgl. auch Kapitel 1.2 und 8).

Restunsicherheit günstig

Deshalb ist es keineswegs ungünstig, wenn eine Restunsicherheit nach einem Verhaltensexperiment bestehen bleibt. Im Sinne eines ergebnisoffenen Prozesses ist die Unsicherheit ein guter Ausgangspunkt für weitere Verhaltensexperimente, die das Ergebnis entweder bestätigen oder unter veränderten Bedingungen besser überprüfen lassen. Insofern gilt auch für Verhaltensexperimente der Satz aus dem Sport: „Nach dem Spiel ist vor dem Spiel!"

4.6 Generalisieren: Experimentieren, Neugier, Offenheit

Erfahrungslernen ist ein generelles Prinzip menschlicher Entwicklung, das in der Therapie nicht nur zur Veränderung maladaptiver Muster, sondern auch zur Erweiterung und Vertiefung adaptiver Erlebnis- und Verhaltensweisen eingesetzt werden kann. Die Vermittlung expliziter Prinzipien des Erfahrungslernens, d.h. eigene Erwartungen an der Realität prüfen und Erfahrungen differenziert und unverfälscht analysieren, lässt sich auch auf die Lösung von Entwicklungsaufgaben (z.B. Verantwortung in Familie oder Beruf zu tragen) und eine psychisch gesunde, gut gelingende Lebensgestaltung (Frank, 2017) übertragen.

Verhaltensexperimente können nicht nur helfen, maladaptive Überzeugungen, die die Erreichung von persönlichen Werten und Zielen behindern, zu prüfen, sondern auch adaptive Überzeugungen zu stärken. Die Adaptivität von Erleben und Verhalten ist unter anderem dadurch definiert, dass sie die Erfüllung persönlicher Bedürfnisse ermöglicht. Im Rahmen der Konsistenztheorie nennt Grawe (1998) zum Beispiel das Bedürfnis nach Bindung, Wohlbefinden, Selbstwerterleben und Kontrolle. Analog hierzu unterscheidet Ryff (1989) sechs Dimensionen des psychologischen Wohlbefindens: positive Beziehungen zu anderen, persönliches Wachstum, Selbstakzeptanz, Kontrollierbarkeit der Umwelt, und darüber hinaus Autonomie sowie Sinnhaftigkeit des Lebens. Im Sinn der Ressourcenaktivierung lassen sich je nach persönlicher Relevanz bestimmter Bedürfnisse oder Werte als Annäherungsmotive (vgl. Kapitel 3.4) auch adaptive Überzeugungen ableiten, die durch Verhaltensexperimente gestärkt werden. Zum Beispiel könnte ein auf Bindungsmotivation gerichtetes Ziel sein, in der Partnerschaft neue Verhaltensweisen auszuprobieren (z.B. offene, ehrliche Kommunikation), um die Beziehungsqualität zu verbessern. Auch der Umgang mit Grenzerfahrungen, wie z.B. dem Tod oder Sterben, könnte durch Erfahrungen aus Verhaltensexperimenten gefördert werden, etwa indem eine aktivere Konfrontation (z.B. durch den Besuch in einem Hospiz) zur Überprüfung eigener, belastender Überzeugungen beiträgt und eine konstruktive Auseinandersetzung mit religiös-weltanschaulichen Grundfragen fördert.

Neugier und Offenheit sind wichtig

Für solche ressourcenorientierte Verhaltensexperimente ist Neugier von zentraler Bedeutung. Als ein Zustand des Interesses und der auf spezifische Konsequenzen ausgerichteten Aufmerksamkeit fördert Neugier nicht nur Explorationsverhalten, wie zum Beispiel das Aufsuchen neuer Situationen, sondern auch das Ausprobieren neuer Verhaltensweisen mit unbekannten Konsequenzen (Berlyne, 1960). Neugier ist ein motivationaler Teilaspekt von Akzeptanz (Hayes, Levin, Plumb-Vilardaga, Villatte & Pistorello, 2013, S. 186):

> „Acceptance is not passive tolerance or resignation but an intentional behavior that alters the function of inner experiences from events to be avoided to a focus of interest, curiosity, and observation as part of living a valued life."

Akzeptanz und Neugierde sind nicht nur Voraussetzung für die Entwicklung eines werteorientierten Lebens, sondern auch für die Entwicklung neuer Werte. Insofern können Verhaltensexperimente auch helfen, vermiedene Grenzbereiche des eigenen Lebens wie die Konfrontation mit dem Tod aufzusuchen (z.B. durch den Besuch eines todkranken Verwandten) oder neue Werte zu explorieren (z.B. durch das Ausprobieren erster Schritte in Richtung einer anderen sexuellen Identität als der bislang gelebten). Daneben stellen Verhaltensexperimente auch eine Möglichkeit dar, die Grenzen und Möglichkeiten von Entscheidungs- und Handlungsfreiheit zu explorieren (z.B. durch Vorbereitungsschritte für eine Trennung von der/dem Partner:in).

5 Verhaltensexperimente zu ausgewählten Problembereichen

Falldarstellungen

Im Folgenden werden anhand kurzgefasster Falldarstellungen Verhaltensexperimente zu ausgewählten Problembereichen skizziert. Um die Systematik in der Planung und Auswertung von Verhaltensexperimenten zu verdeutlichen, werden die wesentlichen Details zur Planung sowie die Ergebnisse jeweils anhand von ausgefüllten Verhaltensexperiment-Arbeitsblättern dargestellt. Aufgrund motivationaler Vermeidungsschemata ist die Planungsphase in der Praxis komplexer, als sie hier erscheinen. Dasselbe gilt aufgrund vieldeutiger Ergebnisse für die Reflexion der Schlussfolgerungen. In den etwas ausführlicheren Falldarstellungen wurde zusätzlich versucht, die Einbettung in den therapeutischen Prozess durch aufeinander aufbauende Experimente zu verdeutlichen.

Ein wichtiges Ziel der Darstellung ist auch die Bezugnahme auf ein individuelles Erklärungsmodell. Hieraus leiten sich sowohl die zu testenden Überzeugungen als auch Verarbeitungsprozesse als wichtige Komponenten der Planung von Verhaltensexperimenten ab.

Erklärungsmodell unerlässlich

Erfahrungsgemäß ist der Erkenntnisgewinn aus Verhaltensexperimenten in der Praxis oftmals gering, wenn sie nicht aus einem Erklärungsmodell abgeleitet werden. Insbesondere die Berücksichtigung ungünstiger Verarbeitungsprozesse ist notwendig, damit konstruktive Erfahrungen gesammelt werden können. Störungswissen dient als wissenschaftliche Orientierungshilfe und fließt in das individuelle Störungsmodell ein. Hierdurch wird es auch möglich, die wichtigen störungsspezifischen Verarbeitungsmechanismen (z. B. Grübeln bei Depression, Selbstaufmerksamkeit bei Sozialer Angststörung) in die gemeinsame therapeutische Arbeit einzuführen. In der individuellen Fallkonzeption werden jedoch Interventionen nicht schematisch aus Diagnosen abgeleitet, sondern aus individuellen Störungsmustern motivationaler Schemata und persönlicher Ressourcen.

Die nachfolgenden Beispiele für Verhaltensexperimente sind an psychologischen Problembereichen ausgerichtet, die zwar typisch sind für spezifische Störungen, jedoch auch bei Betroffenen mit anderen Störungen vorkommen. Dabei werden beispielhaft auch motivationale Schemata berücksichtigt, die sowohl aus individuellen, störungsübergreifenden als auch aus störungsspezifischen Quellen abgeleitet sein können. Aus didaktischen Gründen sind die Verhaltensexperiment-Arbeitsblätter stärker ausformuliert als in der Praxis notwendig; dort genügen in der Regel Stichwörter, die am Besprochenen anknüpfen. Um die besonderen Zielrichtungen zu verdeutlichen, werden Verarbeitungsexperimente und explorative Verhaltensexperimente als solche gekennzeichnet; bei hypothesentestenden Verhaltensexperimenten wurde die Spezifizierung zur sprachlichen Vereinfachung weggelassen.

5.1 Grübeln und Angst vor Ablehnung (Depression)

Angst vor Ablehnung und Depression

Bei einem 36-jährigen Patienten mit wiederkehrender Depression, Single und erfolgreich im Beruf, ergab die Exploration Anhaltspunkte, dass ein permanentes Grübeln darüber, warum er immer wieder Trennungen ertragen musste, zur Aufrechterhaltung der depressiven Stimmung beitrug. Die wiederholten Trennungen hatten bei ihm die Überzeugung verstärkt, dass er seinen Wunsch nach einer dauerhaften und glücklichen Partnerschaft niemals verwirklichen wird. Bei der Aufrechterhaltung der negativen Überzeugung spielten neben dem Grübeln auch Erinnerungen an die Äußerungen der Partnerinnen, warum sie sich trennen wollten, eine wichtige Rolle. Im Alltag war seine Aufmerksamkeit selektiv auf Paare gerichtet, die offenbar glücklich miteinander sind. Deshalb vermied der Patient auch Partys oder Situationen, in denen er entweder mit potenziell interessanten Frauen oder aber Paaren in Kontakt kommen könnte. Die negativen Erwartungen wurden zusätzlich durch den Be-

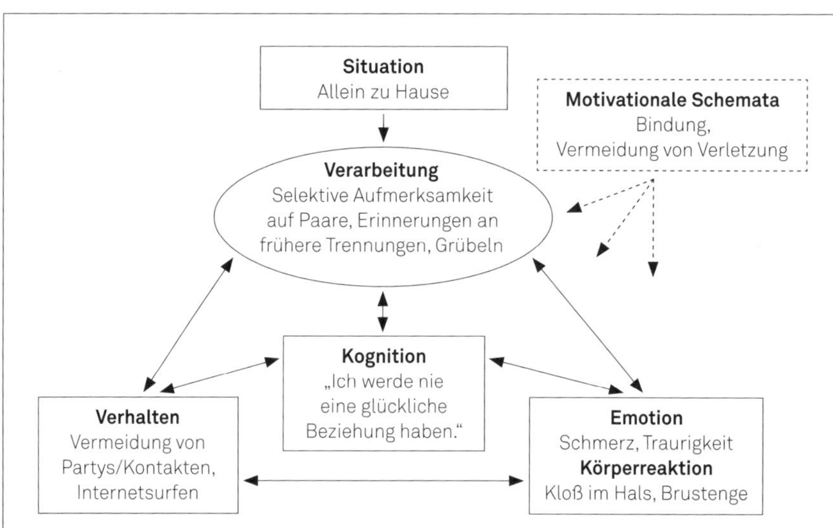

Abbildung 10: Erklärungsmodell zu negativen Zukunftserwartungen

such von Dating-Portalen für Singles im Internet verstärkt, auf denen auch negative Erfahrungsberichte ausgetauscht wurden.

Zwar standen die negativen Überzeugungen bezüglich der eigenen Zukunft im Vordergrund (vgl. auch Abbildung 10), jedoch war für deren Überprüfung zunächst der Abbau von Grübeln als maladaptives Verarbeitungsmuster notwendig. Ein Verarbeitungsexperiment sollte deshalb dem Patienten helfen, den Einfluss von Grübeln auf die negative Überzeugung und das Gefühl von Schmerz und Traurigkeit zu erkennen (vgl. Abbildung 11). Als zentrales Merkmal von Grübeln wurde die Beschäftigung mit der Warum-Frage gesehen, die sich auf Ursachen, Bedeutung und Konsequenzen vergangener Ereignisse bezieht und nur zu negativen abstrakten Bewertungen, ohne eine Auflösung der Frage, führt. Als Kontrast diente der Vergleich mit Wie-Fragen, die spezifischere, detailliertere und konkretere Informationen über vergangene Ereignisse, aber auch für die Ableitung von zukünftigen Problemlösungen enthielt. In der Therapiesitzung wurde das Verarbeitungsexperiment vom Therapeuten durchgeführt, der den Patienten zur lebhaften Vorstellung einer vergangenen Trennungssituation unter der Warum- und dann unter der Wie-Perspektive anleitete.

Verarbeitungsexperiment zum Grübeln

Als Hausaufgabe sollte der Patient einmal täglich Übungen durchführen, in denen er von Warum-Fragen zu Wie-Fragen wechselte und die Auswirkungen beobachtete. Dadurch konnte der Patient zunehmend Grübeln durch eine aktivere Problemlöseorientierung ersetzen. Diese wurde anschließend in einem Problemlösetraining vertieft, indem anhand von Alltagsproblemen nicht nur die konkrete Analyse von Problemen und das Herleiten von Lösungsstrategien, sondern auch das Definieren eigener Ziele und die Erweiterung der Lösungsperspektive durch Brainstorming eingeübt wurden. Aufgrund dieser Vorbereitung konnte der Patient in weiteren explorativen Verhaltensexperimenten und Umfragen überprüfen, welche Bedürfnisse und Fähigkeiten für eine befriedigende Partnerschaft hilfreich sind. Zunächst probierte er in einem explorativen Verhaltensexperiment aus, wie er bei einer sympathischen Kollegin ankommt, wenn er sie in positiver Weise anspricht (vgl. Abbildung 12).

Kontaktaufnahme, Angst vor Zurückweisung

Ein im weiteren Therapieverlauf geplantes Verhaltensexperiment konzentrierte sich auf die Überzeugung, nie eine glückliche Beziehung haben zu werden (vgl. Abbildung 13). Hieraus leitete sich die Erwartung ab, dass der Patient in privaten Situationen, in denen er Frauen kennenlernt, Ablehnung erfährt, wenn er Interesse an einem Kontakt zeigt.

Arbeitsblatt: Verarbeitungsexperiment		
Situation und Zeitpunkt		Anleitung zur Vorstellung der letzten Trennung durch den Therapeuten in der Sitzung
Experiment	Problembezogenes Verarbeitungsmuster	Vorstellungen der Trennungssituation und Konzentration auf globale Warum-Fragen: Warum muss mir das immer passieren? Warum ich? Warum können Beziehungen nicht einfach bestehen bleiben? Welche Bedeutung hat dies für mein Leben? Was sagt das über mich aus? Anschließend: Stimmung einschätzen (0-100; 100=sehr schlecht).
	Alternatives Verarbeitungsmuster	Vorstellung der Trennungssituation und Konzentration auf spezifische Wie-Fragen: Wie genau hat meine Freundin sich verhalten? Was hat sie gesagt? Welche Ereignisse gingen der Trennung voraus? Wie kann ich zukünftig Einfluss auf die Entwicklung nehmen? Welche Einflussmöglichkeiten kann ich jetzt umsetzen, welche später? Anschließend: Stimmung einschätzen (0-100; 100=sehr schlecht).
	Hinweise für Zutreffen der Erwartung	Vergleich der Stimmung
Durchführung		Das Verarbeitungsexperiment wird durchgeführt.
Ergebnis der Umsetzung		Wie-Fragen sind etwas weniger belastend als Warum-Fragen (90 vs. 70).
Schlussfolgerung	Wie hilfreich sind das problembezogene und das alternative Verarbeitungsmuster? (0–100 %)	Wenn ich mich auf Wie-Fragen konzentriere, kann ich mich besser auf konkrete Lösungsmöglichkeiten beziehen und vielleicht auch positivere Zukunftsperspektiven entwickeln (50%). Warum-Fragen erscheinen nicht mehr ganz so hilfreich (40%).

Abbildung 11: Beispiel für ein Verarbeitungsexperiment zu Grübeln

Arbeitsblatt: Verhaltensexperiment		
Überzeugung	Negative Überzeugung	Ich werde nie eine glückliche Beziehung haben.
	Wie sehr bin ich überzeugt? (0–100 %)	95%
	Ggf. Alternativüberzeugung	Ich kann mich weiterentwickeln und auf dem Weg zu befriedigenden Partnerschaften Lösungen finden.
Situation und Zeitpunkt		Nach dem nächsten Meeting mit einer sympathischen Kollegin
Negative Erwartung		Unklar. Sympathie in der Arbeit ist vielleicht etwas anderes als beim privaten Kennenlernen.
Experiment	Verhalten, das gezeigt werden soll	Ich spreche die sympathische Kollegin an und sage, dass ich mich gerne bezüglich einer beruflichen Angelegenheit mit ihr austauschen möchte. Ich nehme Blickkontakt auf und bin freundlich. Ich teile ihr mit, dass mir ihre persönliche Meinung wichtig ist.
	Hinweise für Zutreffen der Erwartung	Die Kollegin wird erstaunt, vielleicht auch abweisend reagieren. Dies zeigt sich in Worten (genaues Nachfragen, Ausflüchte, Skepsis) und nonverbal (Stirnrunzeln).
	Reaktionen, die unterlassen werden sollen	Ich grüble nicht und bewerte die Reaktion nicht nachträglich um. Nach dem Kontakt ziehe ich mich nicht zurück oder vermeide den weiteren Kontakt.
Selbstmotivierung (Gründe für Umsetzung)		Ich will lernen, Beziehungen besser aufzubauen.
Durchführung		Das Verhaltensexperiment wird durchgeführt.
Ergebnis der Umsetzung		Ich habe die Kollegin offen und freundlich angesprochen, mit Blickkontakt. Sie hat sehr positiv reagiert, mich angeschaut und gelächelt. Sie hat darauf hingewiesen, dass sie Urlaub hat, aber sich danach meldet.
Schlussfolgerung (Wie sehr bin ich jetzt von negativer Erwartung überzeugt? (0–100 %)		Sie hat die Verhaltensregeln im Beruf eingehalten, aber mir unerwartet auch Sympathie signalisiert. Offenbar habe ich die Fähigkeit, in der Arbeit Kontakt aufzubauen. Ich habe zwar immer noch die Befürchtung, dass sie sich nicht meldet, aber nehme mir dann vor, sie noch einmal anzusprechen.

Abbildung 12: Beispiel für ein exploratives Verhaltensexperiment zur Kontaktaufnahme

Arbeitsblatt: Verhaltensexperiment		
Überzeugung	Negative Überzeugung	Ich werde nie eine glückliche Beziehung haben.
	Wie sehr bin ich überzeugt? (0–100 %)	95%
	Ggf. Alternativüberzeugung	Ich kann mich weiterentwickeln und auf dem Weg zu befriedigenden Partnerschaften Lösungen finden.
Situation und Zeitpunkt		Bei einer Begegnung mit der Nachbarin (die ich attraktiv finde)
Negative Erwartung		Die Nachbarin wird mich abweisen.
Experiment	Verhalten, das gezeigt werden soll	Ich spreche die Nachbarin an und frage sie etwas Persönliches (z.B. zu ihrer Hauskatze). Ich nehme Blickkontakt auf und bin freundlich. Ich teile ihr etwas Persönliches von mir mit (z.B. meine Ruhebedürftigkeit).
	Hinweise für Zutreffen der Erwartung	Die Nachbarin wird flüchtig und abweisend reagieren. Dies zeigt sich in Worten („keine Zeit") und nonverbal (heruntergezogene Mundwinkel, versteinerter Gesichtsausdruck).
	Reaktionen, die unterlassen werden sollen	Nach dem Kontakt grüble ich nicht über die Reaktion. Ich vermeide den weiteren Kontakt nicht.
Selbstmotivierung (Gründe für Umsetzung)		Ich will lernen, flexibler mit Abgrenzung und Enttäuschungen umgehen zu können („Dranbleiben!").
Durchführung		Das Verhaltensexperiment wird durchgeführt.
Ergebnis der Umsetzung		Ich habe die Nachbarin offen und freundlich angesprochen, mit Blickkontakt. Kein Zeichen von Ablehnung. Sie hat sehr positiv reagiert und von ihrer Katze erzählt. Sie hat mich angeschaut und gelächelt. Sie war interessiert, was ich beruflich mache, und hat auch von ihrer Berufstätigkeit erzählt.
Schlussfolgerung (Wie sehr bin ich jetzt von negativer Erwartung überzeugt? (0–100 %)		Es scheint mir doch leichter zu fallen, als erwartet, Kontakt zu einer attraktiven Frau aufzubauen. Sie hat überraschend positiv reagiert und sich einige Minuten mit mir unterhalten. Meine Überzeugung, abgelehnt zu werden, ist jetzt weniger geworden (50%). Trotzdem habe ich weiterhin noch die Befürchtung, dass ich abgelehnt werde, wenn es „ernst wird", und dann verletzt sein werde. Aber ich will versuchen, dies nicht mehr schwerzunehmen.

Abbildung 13: Beispiel für ein Verhaltensexperiment zur Erwartung von Zurückweisung

5.2 Hoffnungslosigkeit (Depression)

Bei einem 40-jährigen Patienten hat die Trennung von seiner Frau und sein Auszug aus dem Haus, in dem er auch mit seinen beiden Kindern lebte, eine schwere depressive Episode ausgelöst. Er hatte sich krankschreiben lassen und verbrachte die meiste Zeit allein in seiner provisorischen Wohnung. Der Leidensdruck wurde durch eine Spirale von Gedanken an ein aussichtsloses Leben, Vorstellungen von Sterben und Tod, Grübeln, Erinnerungen an frühere depressive Episoden verstärkt, die in Gefühle von Hoffnungslosigkeit mündeten. Regelmäßig nahm er in solchen Situationen Alkohol zu sich, um die subjektiv unerträgliche Anspannung zu lindern (vgl. Abbildung 14).

Hoffnungslosigkeit

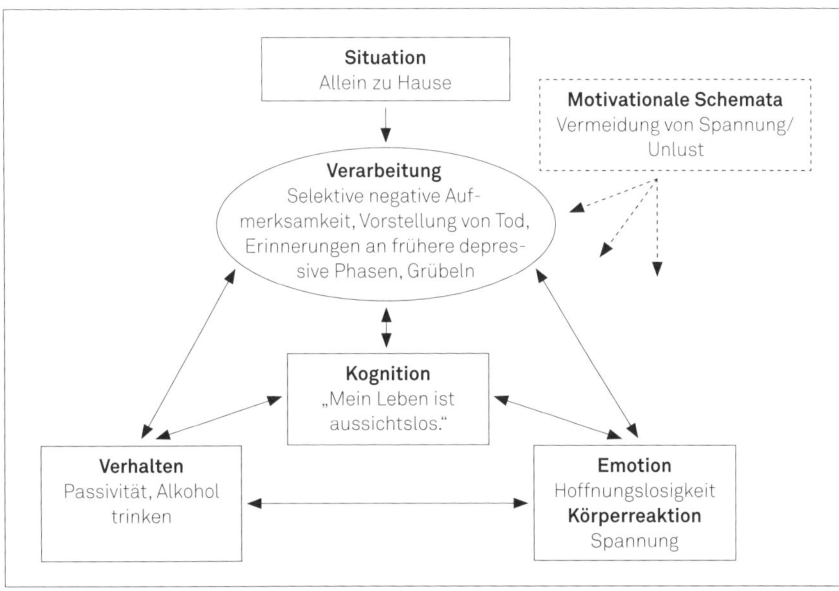

Abbildung 14: Erklärungsmodell zu Hoffnungslosigkeit

Der Patient konnte zwar dieses Zusammenspiel von Verarbeitung, Gedanken und Verhalten und deren Beitrag zur Verstärkung und Aufrechterhaltung der Hoffnungslosigkeit nachvollziehen, sah jedoch keine Wege aus dem Teufelskreis. Es fiel dem Patienten sehr schwer, sich von den automatisierten Gedanken und Gefühlen zu distanzieren. Deshalb wurde mit dem Patienten zusätzlich eine kurze Meditationsübung eingeübt, die „Atempause" (vgl. Kasten S. 57). Diese Technik half nicht nur, die negativen Emotionen während der Verarbeitungs- und Verhaltensexperimente in der Therapie zu regulieren, sondern generell mit problematischen Alltagssituationen besser umzugehen.

Arbeitsblatt: Verhaltensexperiment		
Überzeugung	Negative Überzeugung	Ich kann mich nicht mehr freuen. Nichts interessiert mich mehr. Alles ist aussichtslos.
	Wie sehr bin ich überzeugt? (0–100 %)	95%
	Ggf. Alternativüberzeugung	Durch aktives Handeln kann ich mein Befinden und meine Stimmung positiv beeinflussen.
Situation und Zeitpunkt		Täglich für eine Woche
Negative Erwartung		Was immer ich auch tue, ich werde mich immer gleich schlecht fühlen.
Experiment	Verhalten, das gezeigt werden soll	Einen Plan mit Aktivitäten aufstellen, die in der Vergangenheit mit einem Erfolgserlebnis oder Wohlbefinden verbunden waren, und jeden Tag eine Aktivität durchführen. Jeweils vorher und nachher das Gefühl einschätzen (0=kein positives Gefühl, 100=sehr deutliches positives Gefühl).
	Hinweise für Zutreffen der Erwartung	Keine Veränderung von vorher zu nachher
	Reaktionen, die unterlassen werden sollen	Ich orientiere mich nicht an meiner Stimmung, sondern am Plan. Ich bin offen für Positives, wenn es sich ergibt, anstatt es zu unterdrücken. Wenn negative Gedanken oder Gefühle auftreten, wende ich die „Atempause" an.
Selbstmotivierung (Gründe für Umsetzung)		Ich will mein Leben wieder in den Griff kriegen und genießen können. Schritt für Schritt muss ich mir ein neues Leben aufbauen, an dem ich Freude habe.
Durchführung		Das Verhaltensexperiment wird durchgeführt.
Ergebnis der Umsetzung		An den meisten Tagen habe ich die geplanten Aktivitäten umgesetzt. Meist gab es eine leichte Verbesserung der Stimmung um durchschnittlich 25%. Einmal gab es einen Stimmungseinbruch, weil ich alles sinnlos fand, wo die Aktivität auch nicht weiterhalf. Ich empfand es als anstrengend, mich aufzuraffen und auch Positives zuzulassen, aber es war hilfreich, nicht nach Stimmung, sondern konsequent nach Plan zu handeln. Die Atempause hat mir mehrere Male gut geholfen, mich von lähmenden Gedanken zu befreien.
Schlussfolgerung (Wie sehr bin ich jetzt von negativer Erwartung überzeugt? (0–100 %)		Mein Gefühl der Hoffnungslosigkeit ist leicht gesunken (60%). Ich bin immer noch pessimistisch, ob ich jemals glücklich werden kann. Aber dass ich selbst etwas gegen die Depression tun kann, ist ein kleines Licht am Horizont, vielleicht hilft es mir weiter.

Abbildung 15: Beispiel für ein Verhaltensexperiment zu Hoffnungslosigkeit

Übung: Atempause zur Distanzierung von negativen Gedanken und Gefühlen

Beobachten (jeweils eine halbe Minute):
1. Gedanken,
2. Gefühle,
3. Körperempfindungen,

jeweils in einem Wort zusammenfassen, ohne hineinzugehen, ohne zu bewerten.

Konzentration auf Empfindungen beim Ein- und Ausatmen (jeweils eine halbe Minute):
1. in Nase und Atemwege,
2. im Bauchraum,
3. im Körper als Ganzes.

Ein hypothesenprüfendes Verhaltensexperiment sollte dem Patienten helfen, Ansatzpunkte für eine Überwindung der Hoffnungslosigkeit durch aktives Handeln zu erfahren (vgl. Abbildung 15). Das Experiment orientierte sich zwar auch an den Grundsätzen der Verhaltensaktivierung; allerdings lag der Schwerpunkt weniger auf dem Ziel, positive Aktivitäten zu steigern, sondern vielmehr auf der Bearbeitung der Überzeugung, dass die Hoffnungslosigkeit „objektiv“ berechtigt und unveränderlich sei.

Handeln nach Plan, nicht nach Stimmung

Die Nachbesprechung konzentrierte sich auf die Frage, welche Argumente für und gegen eine Fortsetzung des Prinzips „Handeln nach Plan und nicht nach Stimmung“ sprechen. Da der Patient ein leichtes Überwiegen der Pro-Argumente akzeptieren konnte, wurde ein weitergehender Aktivitätenplan aufgestellt. Dabei wurde noch stärker als im Verhaltensexperiment darauf geachtet, dass die persönlich wichtigen Werte und Ziele des Patienten einflossen (z.B. ein neues soziales Netz aufbauen).

5.3 Negativer Selbstwert (Depression)

Selbstzweifel, Depression

Eine 55-jährige Patientin mit chronischer Depression, ledig und kinderlos, lebte stark zurückgezogen ohne Partner. Sie arbeitete seit 20 Jahren in einer Werbeagentur, fühlte sich aber überfordert von den Aufgaben. Sie zeigte eine ausgeprägte selbstkritische Haltung: „Ich bin völlig unfähig. Es ist beschämend, mit welchen Bagatell-Problemen ich mich herumschlage. Ich schaffe das alles nicht und versage bei den kleinsten Anforderungen.“ Ihr fielen permanent die Probleme auf, die in ihrem Aufgabenbereich bei der Arbeit auftraten. Sie erinnere sich auch immer wieder an frühere Situationen, wie sie als Kind von ihrem Vater heruntergemacht wurde, der sie extrem abwertete („Du bist der letzte Dreck", „Du bist zu nichts zu gebrauchen"). Oft grübele sie zu Hause, warum sie so unfähig sei. Sie stelle sich dann vor, dass ihr gekündigt werde und sie arbeitslos und einsam in ihrem Leben dahinvegetieren würde. Die wichtigste Strategie im Umgang mit der Situation war es, den Anforderungen auszuweichen, indem sie Verantwortung für Aufgaben abgab, Besprechungen vermied oder sich krankmeldete.

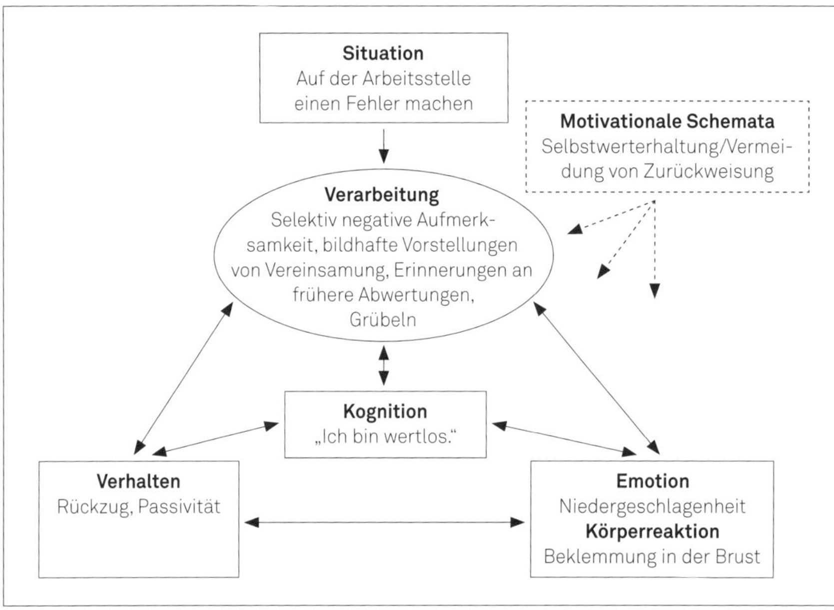

Abbildung 16: Erklärungsmodell zu negativem Selbstwert bei chronischer Depression

In der Therapie wurde zunächst anhand einer aktuellen Belastungssituation ein Erklärungsmodell abgeleitet (vgl. Abbildung 16) und die Patientin dazu angeleitet, mithilfe von Gedankentagebüchern Grübeln zu erkennen und sich mit fokussierten Achtsamkeitsübungen von den negativen Gedankenspiralen zu lösen. In einem nächsten Schritt wurde nun ein Verhaltensexperiment geplant, das sich auf die mit dem negativen Selbstwertgefühl verbundene Überzeugung konzentrierte, eine wertlose Versagerin zu sein (vgl. Abbildung 17). Bei der Planung berichtete die Patientin, dass sie schon seit Tagen Gewissensbisse hatte, weil sie vergessen hatte, für einen Kunden einen Planungsentwurf vorzulegen. Hierfür hätte sie im Team einige Punkte abklären müssen. Sie hatte große Schuldgefühle und befürchtete, dass ihr Chef ihr Vorwürfe machen würde. Deshalb konnte sie nachts schlecht schlafen. Auch bei der Vorbereitung des Verhaltensexperimentes war es für sie eine große Belastung, sich mit dem aus ihrer Sicht eindeutigen persönlichen Versagen zu beschäftigen.

Selbstvorwürfe, Versagen

Arbeitsblatt: Verhaltensexperiment		
Überzeugung	Negative Überzeugung	*Ich bin eine Versagerin. Fehler, die mir unterlaufen, sind ein Beweis für meine Inkompetenz.*
	Wie sehr bin ich überzeugt? (0–100 %)	*90%*
	Ggf. Alternativüberzeugung	*Jeder macht Fehler. Sie sind kein Beweis für Inkompetenz oder dass ich ein Versager bin.*
Situation und Zeitpunkt		*Beim nächsten Meeting mit meinem Chef am Montag*
Negative Erwartung		*Niemand macht solche Fehler wie ich. Wenn mein Fehler am Arbeitsplatz (z.B. Aufgabe vergessen) auffällt, wird mein Chef einen solchen Fehler von mir nicht akzeptieren.*
Experiment	Verhalten, das gezeigt werden soll	*Ich weise beim nächsten Meeting darauf hin, dass ich eine Aufgabe vergessen habe. Ich erkläre die Gründe, warum die Erledigung der Aufgabe wichtig gewesen wäre.*
	Hinweise für Zutreffen der Erwartung	*Mein Chef wird sichtlich ärgerlich und kritisiert das Vergessen der Aufgabe. Er betont die negativen Konsequenzen und wird drohen oder ankündigen, dass die Aufgabe zukünftig von jemand anderem erledigt wird.*
	Reaktionen, die unterlassen werden sollen	*Ich nenne keine Ausrede und entschuldige mich auch nicht in übermäßiger Form. Nach dem Meeting vermeide ich nicht den Kontakt und grüble auch nicht über mein Versagen.*
Selbstmotivierung (Gründe für Umsetzung)		*Ich will besser zu meinen Fehlern stehen können und lernen, mit Schwächen selbstbewusster umzugehen.*
Durchführung		Das Verhaltensexperiment wird durchgeführt.
Ergebnis der Umsetzung		*Ich habe den Fehler ins Meeting eingebracht, ohne mich übermäßig zu entschuldigen. Mein Chef hat kaum reagiert und lediglich bemerkt, dass das noch erledigt werden muss. Ich hatte den Eindruck, dass er es akzeptiert. Ich habe mich danach nicht von den anderen zurückgezogen. Allerdings habe ich darüber nachgedacht, ob nicht mein Chef doch eine schlechte Meinung von mir hat.*
Schlussfolgerung (Wie sehr bin ich jetzt von negativer Erwartung überzeugt? (0–100 %)		*Es scheint so, als wenn andere weniger streng mit mir sind und Versäumnisse als etwas Normales ansehen (70%). Allerdings wird es Ärger hervorrufen, wenn ich zu oft Dinge vergesse.*

Abbildung 17: Beispiel für ein Verhaltensexperiment zu negativem Selbstwert bei einer chronischen Depression

In der Nachbesprechung wurde der Kontrast zwischen dem objektiven Ablauf der Situation und dem Gefühl herausgearbeitet. Trotz „normaler" Reaktion des Chefs wurden starke Schuldgefühle ausgelöst, die mit den Erinnerungen an die Abwertungen und Demütigungen durch den Vater in Verbindung gebracht wurden. Zudem stellte sich heraus, dass die hiermit verbundenen bildhaften Vorstellungen von einem gescheiterten Leben in Einsamkeit und die starke Tendenz zum Grübeln hierüber eine angemessene Bewertung ihrer eigenen Leistung verhindert. Es wurde vereinbart, durch Distanzierungstechniken und schematherapeutische Techniken (Imagery Rescripting, Stuhldialoge) noch stärker an den negativen Verarbeitungsprozessen zu arbeiten und in weiteren Verhaltensexperimenten gezielter darauf zu achten, sich eigene Stärken bewusst zu machen.

5.4 Angst vor Peinlichkeit, Selbstaufmerksamkeit, Sicherheitsverhalten (Soziale Angststörung)

Peinlichkeit, soziale Angst

Eine 23-jährige Patientin mit Sozialer Angststörung zeigte in ihrem Studium intensive Angst bei Referaten. Sie hatte die Befürchtung, beim Vortrag den Faden zu verlieren und sich hierdurch zu blamieren. Diese Überzeugung war

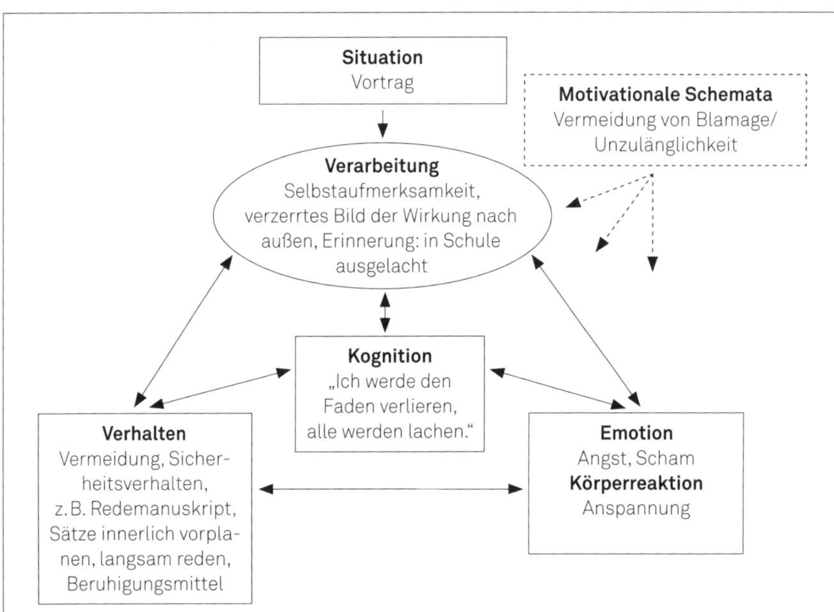

Abbildung 18: Erklärungsmodell zu Selbstaufmerksamkeit, Sicherheitsverhalten und Angst vor Peinlichkeit bei einer sozialängstlichen Patientin

entstanden, nachdem sie in ihrer Schulzeit vor der Klasse von den Mitschüler:innen ausgelacht worden war, als sie überraschend etwas vom Lehrer gefragt wurde und keine Antwort wusste. Die Überzeugung wurde durch Erinnerungen an diese Situation sowie Vorstellungsbilder, wie sie vor Schreck erstarrt vor den anderen dasteht, aufrechterhalten. Zunächst stand jedoch in der Therapie die hohe Selbstaufmerksamkeit im Vordergrund, die dazu führte, dass sie die tatsächlichen Reaktionen anderer in den Situationen nicht wahrnahm und sich vollständig auf ihre hohe Anspannung und negativen Gedanken konzentrierte. Zudem wendete sie ungünstige Strategien des Sicherheitsverhaltens an, um eine Redeblockade zu verhindern, wie zum Beispiel Ablesen des Referates und innerliches Vorbereiten von Sätzen (vgl. Abbildung 18).

Selbstaufmerksamkeit, Sicherheitsverhalten

Ein Verarbeitungsexperiment (vgl. Abbildung 19) sollte der Patientin helfen, die Wirkung von Selbstaufmerksamkeit und Sicherheitsverhalten zu verstehen und angemessene Muster der Verarbeitung in der Situation aufzubauen. Hierzu wurde die Vortragssituation simuliert und die Patientin angeleitet, das vorbereitete Referat einmal mit Selbstaufmerksamkeit und Sicherheitsverhalten, und im zweiten Durchgang mit nach außen gerichteter Aufmerksamkeit und ohne Sicherheitsverhalten vorzutragen. Für die Vortragssituation wurde auch ein naiver Zuhörer (unbeteiligter Mitarbeiter der Ambulanz) eingebunden; zusätzlich wurde das Experiment auch mit der Kamera aufgenommen, um Material für das spätere Videofeedback zu sammeln.

Die Analyse des Verarbeitungsexperiments ergab eine spürbare Verringerung der Anspannung und sprach dafür, in angstauslösenden Situationen die Aufmerksamkeit nach außen zu richten und Sicherheitsverhalten zu unterlassen. Diesen Zusammenhang konnte die Patientin auch (als Hausaufgabe) in Alltagssituationen feststellen. Allerdings blieb sie skeptisch im Hinblick auf ihre Wirkung auf andere; sie befürchtete, unsicher und inkompetent zu wirken. Deshalb wurden im Videofeedback eine objektivere Perspektive des Erscheinungsbildes vermittelt, die die Befürchtung der Patientin weiter entkräftete. Es verblieb jedoch eine starke Skepsis, dass es in ihrem Studium dennoch peinlich wirke, wenn sie in einem Referat stockt. Als „Katastrophe“ stellte sie sich vor, dass sie im Referat den Faden verlieren könnte. Dies wurde in einem weiteren hypothesenprüfenden Verhaltensexperiment überprüft (vgl. Abbildung 20).

Redeangst, Normverletzung

Die Bewertungen des eigenen Verhaltens durch andere Personen sind nicht immer eindeutig erkennbar, da eine direkte Abwertung eine Verletzung sozialer Normen (wie Toleranz) darstellt und sozial unerwünscht ist. Dies kann die Validität von Verhaltensexperimenten in dem Bereich sozialer Ängste einschränken. Als Alternative bieten sich Umfragen an, in denen Patient:innen nach einem gemeinsam erstellten Leitfaden Interviews mit anderen Personen führen, zum Beispiel mit Studierenden in der Mensa. Eine weniger aufwendige Variante ist eine schriftliche Umfrage in Form eines gemeinsam erstellten Fragebogens, der zum Beispiel in einer Lehrveranstaltung ausgeteilt werden kann.

<table>
<tr><th colspan="3">Arbeitsblatt: Verarbeitungsexperiment</th></tr>
<tr><td colspan="2">Situation und Zeitpunkt</td><td>Simulation eines Referats mit einem unbekannten Zuhörer in der Sitzung; vorbereitetes Kurzreferat mitbringen.</td></tr>
<tr><td rowspan="3">Experiment</td><td>Problembezogenes Verarbeitungsmuster</td><td>Referat vortragen wie gewohnt: Konzentration nach innen auf die Anspannung, innerlich Sätze vorbereiten und das Referat ablesen.
Anschließend: Anspannung einschätzen (0-100; 100=sehr starke Anspannung).</td></tr>
<tr><td>Alternatives Verarbeitungsmuster</td><td>Sich beim Vortrag auf die Zuhörer konzentrieren (Blickkontakt), sich beim Referat so ausdrücken, wie es spontan in den Sinn kommt, mehr ein freier Vortrag als ein Ablesen.
Anschließend: Anspannung einschätzen (0-100; 100=sehr starke Anspannung).</td></tr>
<tr><td>Hinweise für Zutreffen der Erwartung</td><td>Vergleich der Anspannung</td></tr>
<tr><td colspan="2">Durchführung</td><td>Das Verarbeitungsexperiment wird durchgeführt.</td></tr>
<tr><td colspan="2">Ergebnis der Umsetzung</td><td>Die Anspannung ist beim 2. Durchgang deutlich geringer. Sie liegt nicht mehr bei 90%, sondern bei 50%.</td></tr>
<tr><td>Schlussfolgerung</td><td>Wie hilfreich sind das problembezogene und das alternative Verarbeitungsmuster? (0–100 %)</td><td>Selbstaufmerksamkeit und Sicherheitsverhalten sind doch nicht so hilfreich wie gedacht (40%), sie scheinen nur die Angst zu verstärken. Wenn ich mich auf die Zuhörer konzentriere und nicht versuche, unter allen Umständen Peinlichkeiten zu verhindern, fühle ich mich souveräner und weniger ängstlich (70%).</td></tr>
</table>

Abbildung 19: Beispiel für ein Verarbeitungsexperiment zu Selbstaufmerksamkeit und Sicherheitsverhalten

Arbeitsblatt: Verhaltensexperiment		
Überzeugung	Negative Überzeugung	Wenn ich beim Vortrag den Faden verliere, werden die anderen dies peinlich finden und denken, ich bin inkompetent.
	Wie sehr bin ich überzeugt? (0–100 %)	90%
	Ggf. Alternativüberzeugung	Meine Ängste sind übertrieben. Andere finden das normal, dass man mal ins Stocken kommt.
Situation und Zeitpunkt		Beim nächsten Referat im Seminar
Negative Erwartung		Wenn ich im Referat stocke, wird der Dozent sich über mich lustig machen, und alle werden über mich lachen.
Experiment	Verhalten, das gezeigt werden soll	Ich mache mitten im Satz eine Pause und zähle innerlich bis 10.
	Hinweise für Zutreffen der Erwartung	Ich achte darauf, ob der Dozent eine negative Bemerkung macht, und ob die anderen Studierenden lachen oder andere Zeichen von Abwertung zeigen (tuscheln, sich Blicke zuwerfen).
	Reaktionen, die unterlassen werden sollen	Ich unterlasse Sicherheitsverhalten (Ablesen von Folien, innerlich Sätze vorbereiten) und richte meine Aufmerksamkeit nach außen.
Selbstmotivierung (Gründe für Umsetzung)		Ich will zu Fehlern selbstbewusster stehen können.
Durchführung		Das Verhaltensexperiment wird durchgeführt.
Ergebnis der Umsetzung		Ich habe wie geplant mitten in meinem Vortrag eine Pause von 10 Sekunden eingebaut und darauf geachtet, wie Dozent und Studierende reagieren. Es gab keine Reaktion, alle haben gewartet, bis ich den Vortrag fortgesetzt habe.
Schlussfolgerung (Wie sehr bin ich jetzt von negativer Erwartung überzeugt? (0–100 %)		Überraschenderweise haben alle geduldig gewartet und fanden es sichtlich normal, dass man im Vortrag auch mal stockt. Ich bin nicht mehr ganz so überzeugt, dass andere das wirklich peinlich finden (40%).

Abbildung 20: Beispiel für ein Verhaltensexperiment zu Redeangst

Für den vorliegenden Fall wurde ein solcher Fragebogen für Redeangst gemeinsam in der Therapie entwickelt und von Studierenden nach einem Seminar anonym ausgefüllt (vgl. Abbildung 21).

Entpathologisieren von Überzeugungen

Die Antworten wurden anschließend in der Therapiesitzung gemeinsam im Hinblick auf die Überzeugung ausgewertet, dass es peinlich ist, wenn man den Faden verliert. Hierbei konnten vor allem zwei Erkenntnisse herausgearbeitet werden. Zum einen bestanden bei vielen Teilnehmer:innen auch ähnliche Ängste, was genutzt werden konnte, um das Problem zu entpathologisieren. Zum anderen fanden sich zumeist überwiegend positive, mitunter aber auch kritische Stellungnahmen wieder. Für die Patientin war es hilfreich, diese unterschiedlichen Bewertungen zur Kenntnis zu nehmen und im Sokratischen Dialog eine differenzierte Sichtweise von anderen Personen zu entwickeln: Für die Mehrheit ist der Inhalt wichtig und nicht ein vorübergehendes Stocken, auch wenn manche Menschen sehr kritisch sind. Viele Menschen kennen Nervosität beim öffentlichen Reden und reagieren positiv, wenn sie es bei anderen bemerken.

Umfrage zu Einstellungen bezüglich Redekompetenzen

1. Wie schätzen Sie Ihre Fähigkeiten ein, Vorträge oder Reden zu halten?

   ____

2. Was macht Sie bei Vorträgen nervös?

   ____

3. Wenn Sie nervös sind, was denken Sie darüber?

   ____

4. Wie gut bemerken Sie, wenn andere bei Vorträgen nervös sind?

   ____

5. Wenn Sie bemerken, dass jemand nervös ist, wie gehen Sie damit um?

   ____

6. Was würden Sie über diese Person denken?

   ____

7. Wenn Sie bemerken, dass jemand bei einem Vortrag den Faden verliert, was würden Sie über die Gründe vermuten?

   ____

Abbildung 21: Beispiel für eine Umfrage zum Thema Redeangst bei Vorträgen

5.5 Kontrollverlust und Hilflosigkeit (Panik und Agoraphobie)

Kontrollverlust und Panik

Eine 44-jährige Patientin, kaufmännische Angestellte, verheiratet, kinderlos, litt seit drei Jahren unter Panikattacken mit Atemnot und Herzrasen. Erstmalig waren diese bei einer Zugfahrt zwischen Wohnort und Arbeitsplatz (ca. 1,5-stündige Zugfahrt) aufgetreten. Die Patientin war danach zunächst mit dem PKW gependelt und hatte vor einem Jahr eine zusätzliche Wohnung nahe dem Arbeitsplatz für die Werktage gemietet. Die Anamnese ergab, dass die Kindheit von Krankheiten geprägt war. Die Mutter litt unter schwerem Rheuma und ist stark gehbehindert, die Schwester unter schwerem Diabetes mellitus. Ihr Vater starb vor 13 Jahren überraschend an einem Herzinfarkt. Die Patientin selbst hat seit der Kindheit Asthma, das jedoch nach dem letzten schweren Asthmaanfall vor 20 Jahren durch anschließende stationäre Behandlung und gelegentliche Behandlung mit Cortison-Spray unter Kontrolle gebracht wurde. Das internistische Konsil ergab keine Einwände gegen eine Konfrontationsbehandlung; ein Belastungs-EKG war unauffällig.

Zunächst wurde das Erklärungsmodell für die Panikattacken abgeleitet (vgl. Abbildung 22) und es wurden hierbei noch einmal die möglichen Zusammenhänge zwischen Körperreaktionen, Aufmerksamkeit, Gedanken und Angst diskutiert. Um diese zu untersuchen, wurde ein hypothesentestendes Verhaltensexperiment geplant (vgl. Abbildung 23), welches Aufschluss darüber geben sollte, ob durch körperliche Anstrengung ausgelöstes Herzrasen zu einem

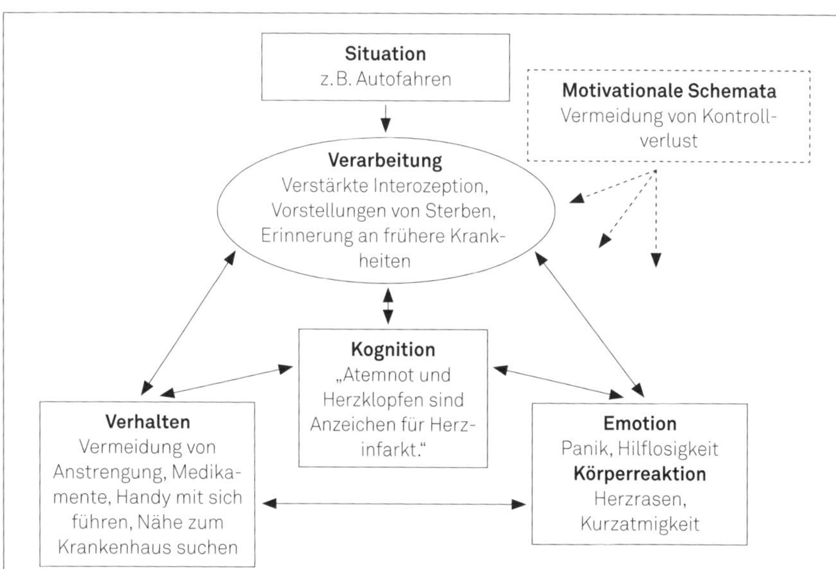

Abbildung 22: Erklärungsmodell zu Kontrollverlust über Körperreaktionen (Panikstörung)

Arbeitsblatt: Verhaltensexperiment		
Überzeugung	Negative Überzeugung	Wenn ich mich überanstrenge, bekomme ich einen Herzinfarkt.
	Wie sehr bin ich überzeugt? (0–100 %)	70%
	Ggf. Alternativüberzeugung	Ich weiß ja, dass meine Herzleistung im Belastungs-EKG in Ordnung war. Auch wenn ich starke Körpersymptome erlebe, kann mir eigentlich nichts passieren.
Situation und Zeitpunkt		In der Therapiesitzung
Negative Erwartung		10 Stockwerke sind zu viel, das werde ich nicht schaffen. Ich werde außer Atem geraten und mein Puls wird immer stärker rasen, bis mein Herz überlastet sein wird und der Notarzt kommen muss.
Experiment	Verhalten, das gezeigt werden soll	Treppensteigen (10 Stockwerke), mit Pausen zum Luftholen
	Hinweise für Zutreffen der Erwartung	Symptome: Schmerzen und Druckgefühl in der Brust, Luftnot mit Erstickungsgefühlen
	Reaktionen, die unterlassen werden sollen	Ich versuche nicht, Anstrengung zu vermeiden. Ich nehme keine Medikamente und führe sie auch nicht mit mir. Ich kontrolliere nicht meinen Herzschlag und auch nicht meine Atmung, sondern überlasse sie sich selbst.
Selbstmotivierung (Gründe für Umsetzung)		Die Angst vor einem Infarkt schränkt mich in meinem Leben ein. Ich möchte mehr Vertrauen in meinen Körper entwickeln und gelassener mit normalen Körperempfindungen umgehen können.
Durchführung		Das Verhaltensexperiment wird durchgeführt.
Ergebnis der Umsetzung		Ich konnte die 10 Stockwerke gut hochsteigen und wurde nur zum Schluss langsamer. Mein Herz hat stark gepumpt und ich habe schnell geatmet, aber es gab keine Luftnot und keine Schmerzen in der Brust.
Schlussfolgerung (Wie sehr bin ich jetzt von negativer Erwartung überzeugt? (0–100 %)		Aufgrund meiner Untrainiertheit komme ich leichter in den Grenzbereich meiner körperlichen Leistungsfähigkeit, aber ich empfand mein Herzklopfen und die schnelle Atmung nicht als gefährlich (10%).

Abbildung 23: Beispiel für ein hypothesentestendes Verhaltensexperiment zur Angst vor Herzinfarkt (Panikstörung)

gefährlichen Zustand führt. Im Hinblick auf die Gefahr war die Patientin gespalten: Einerseits war sie sich bewusst, dass sie medizinisch gesund ist, andererseits erlebte sie intensive Angst und die Vorstellung, dass diese Symptome zu einem Herzversagen führen. Als anstrengende Situation wurde Treppensteigen in einem hohen Gebäude (mit 35 Stockwerken) vereinbart. Als Kriterium für eine gefährliche Eskalation der Symptome wurden Schmerzen und Druckgefühl in der Brust sowie gleichzeitige Luftnot mit Erstickungsgefühlen festgehalten.

Aufschaukelung, Kontrollverlust

Zur Verdeutlichung der Zusammenhänge wurden die wichtigsten Komponenten des Modells (vgl. Abbildung 22) verwendet und die Steigerung von Gedanken, Angst und Körperreaktionen durch gegenseitiges Aufschaukeln im „Teufelskreis der Angst" festgehalten (vgl. Abbildung 24). Zusätzlich erschien es ihr plausibel, dass aufgrund der Erinnerungen an den Herzinfarkt ihres Vaters und des eigenen schweren Asthmaanfalls nicht nur körperliche Anstrengung, sondern auch psychische Belastungen diesen Aufschaukelprozess auslösen können. Hieraus leitete sich für die Patientin auch das Sicherheitsverhalten ab, psychische Belastungen zu vermeiden, um den hieraus resultierenden Gefahren eines Herzinfarktes entgegenzuwirken. Im Sokratischen Dialog wurde die Patientin dazu angeregt, die maladaptive Funktion dieser Sicherheitsverhaltensweisen zu reflektieren und die Überzeugung zu hinterfragen, dass sie in psychischer Hinsicht wenig belastungsfähig sei.

Aufgrund der positiven Erfahrung wurde das Verhaltensexperiment auf andere Formen körperlicher Aktivierung ausgedehnt. In einem explorativen Verhaltensexperiment (die Patientin hatte keine negative Erwartungen)

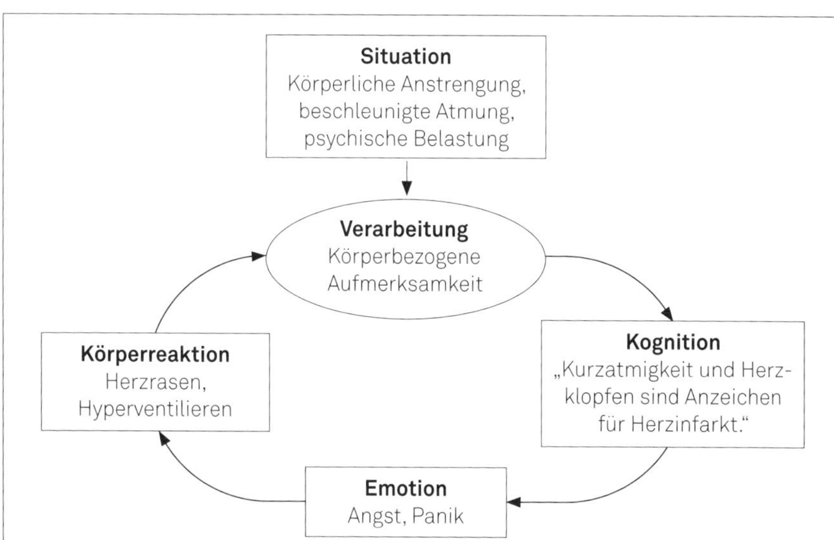

Abbildung 24: Aufschaukelungsprozess der Panik

wurde ein Hyperventilationstest durchgeführt und die hierbei entstehenden Symptome mit denen von Panikattacken verglichen. Die Patientin war von den starken Reaktionen überrascht und kam zu der Überzeugung, dass nicht nur Anstrengung, sondern auch eine veränderte (flache) Atmung die Symptome verursachen können, ohne dass hierbei die Gefahr eines Herzanfalls besteht. Um die Gewöhnung an die Körpersymptome zu unterstützen und auch die mögliche Funktion des therapeutischen Kontextes als Sicherheitssignal abzubauen, wurde die Patientin dazu angeregt, die Hyperventilationsübungen mehrfach auch zu Hause durchzuführen und den Verlauf zu protokollieren.

Agoraphobie, hilflos eingeschlossen

Trotz der guten Fortschritte in der Veränderung von panikbezogenen Gedanken war es für die Patientin weiterhin schwierig, die agoraphobische Vermeidung von Zügen und öffentlichen Verkehrsmitteln zu überwinden. Die Exploration ergab, dass Situationen, die die Patientin nicht von sich aus verlassen konnte, die Gedanken auslösten, „hilflos eingeschlossen zu sein" und „in der Falle zu sitzen". Es wurde nun das Erklärungsmodell zur Panik (vgl. Abbildung 22) im Hinblick auf diese Kognitionen erweitert und hierbei das störungsbezogene Vermeidungs- und Sicherheitsverhalten berücksichtigt (vgl. Abbildung 25).

Da diese Einschränkung der Mobilität zu einem erheblichen Verlust an Lebensqualität führte, wurden weitere Verhaltensexperimente vereinbart, in denen überprüft wurde, wie real die Bedrohung in den angstauslösenden Situationen ist (vgl. Abbildung 26).

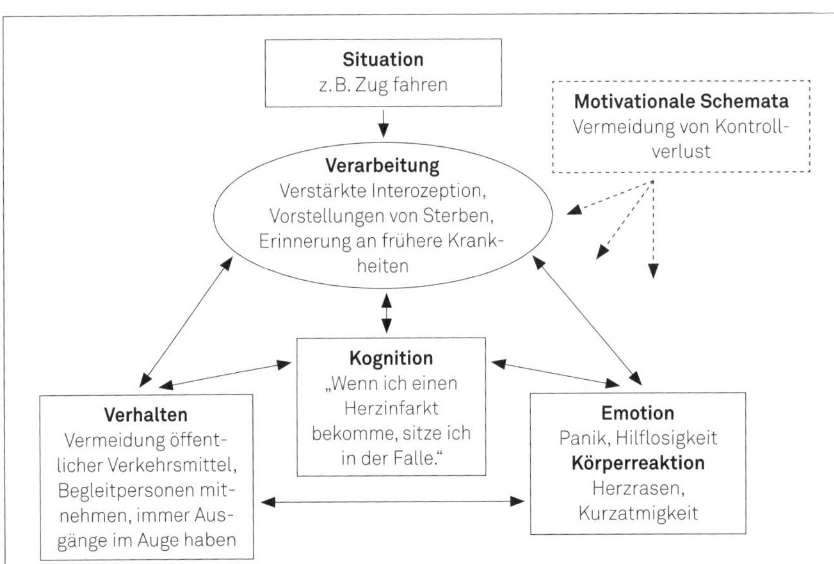

Abbildung 25: Erklärungsmodell zu Hilflosigkeit (Agoraphobie)

Arbeitsblatt: Verhaltensexperiment		
Überzeugung	Negative Überzeugung	Wenn ich beim Zug- oder Autofahren eine Panikattacke bekomme, bin ich der Gefahr eines körperlichen Kontrollverlustes hilflos ausgeliefert.
	Wie sehr bin ich überzeugt? (0–100 %)	80%
	Ggf. Alternativüberzeugung	Wenn unterwegs Symptome von Herzklopfen auftreten, kann ich mit ihnen umgehen, ohne die Situation verlassen zu müssen.
Situation und Zeitpunkt		In der Therapiesitzung Zug fahren.
Negative Erwartung		Ich werde nervös werden und die Körpersymptome werden außer Kontrolle geraten, ohne dass ich etwas unternehmen kann.
Experiment	Verhalten, das gezeigt werden soll	Pendlerzug über eine längere Strecke (30 Min.) ohne Haltestelle benutzen. Bei Eintreten von Körpersymptomen verlangsame ich meinen Atemrhythmus.
	Hinweise für Zutreffen der Erwartung	Symptome von Herzklopfen und Atemnot werden sich aufschaukeln, Atemtechniken werden nicht helfen.
	Reaktionen, die unterlassen werden sollen	Ich versuche nicht, Anspannung oder Körpersymptome zu vermeiden. Keine Medikamente.
Selbstmotivierung (Gründe für Umsetzung)		Die Angst vor einem Infarkt schränkt mich in meinem Leben ein. Ich möchte mehr Vertrauen in meinen Körper entwickeln und gelassener mit normalen Körperempfindungen umgehen können.
Durchführung		Das Verhaltensexperiment wird durchgeführt.
Ergebnis der Umsetzung		Ich wurde nach zehn Minuten etwas nervös, und mein Herzschlag wurde schneller. Ich konzentrierte mich auf langsames Bauchatmen, und mit der Zeit wurde der Herzschlag ruhiger. Auch meine Angst vor einem Aufschaukeln der Angst wurde weniger.
Schlussfolgerung (Wie sehr bin ich jetzt von negativer Erwartung überzeugt? (0–100 %)		Ich kann meine Nervosität beeinflussen. Ich bin doch nicht so hilflos in solchen Situationen, wie ich denke (30%). Allerdings, wenn der Zug voll ist und es mir nicht gelingt, die Körpersymptome zu kontrollieren, wird es gefährlich.

Abbildung 26: Beispiel für ein Verhaltensexperiment zur Hilflosigkeit in öffentlichen Verkehrsmitteln (Agoraphobie)

Hyperventilation im Zug

Im Verhaltensexperiment konnte die Patientin die Erfahrung machen, dass sie durch entschleunigtes Bauchatmen die Körpersymptome beeinflussen kann und somit nicht hilflos ist. Dennoch verlieh ihr die Patientin aufgrund dieser Wirkung die Funktion eines Sicherheitsverhaltens: versagt die beruhigende Wirkung, dann entsteht eine gefährliche Situation, die außer Kontrolle gerät. Deshalb wurde die Patientin in einem weiteren Verhaltensexperiment dazu angeleitet, den zuvor eingeübten Hyperventilationstest auch in einem Zug voller Pendler:innen zur Hauptverkehrszeit anzuwenden. Hierzu sollte sie eine Toilette aufsuchen, um die Übung für eine vereinbarte Dauer von drei Minuten ungestört durchführen zu können. Das Ergebnis des Verhaltensexperimentes war, dass sie zwar ein Aufschaukeln intensiver Körpersymptome erlebte, die jedoch auch ohne eigene Einflussnahme von allein allmählich wieder zurückgingen. Durch diese Erfahrung konnte die Patientin ihre Toleranz gegenüber Stresssymptomen und Anspannung in öffentlichen Verkehrsmitteln erhöhen und traute sich dann auch wieder, mit dem Auto allein zum Arbeitsplatz zu fahren. Darüber hinaus dehnte sie die wiedergewonnene Mobilität auch auf Flugreisen im Urlaub aus, was zur Erweiterung der Lebensqualität beitrug.

5.6 Fehlinterpretation von Körpersymptomen (Krankheitsangst)

Ein 42-jähriger Arzt, verheiratet und Vater zweier Kinder, begann eine ambulante Psychotherapie nach einer schweren beruflichen Krise. Er hatte seine wissenschaftliche Karriere nach einem „Burnout“ beendet und sich in eine psychosomatische Fachklinik begeben. Zuvor hatte er eine Spezialambulanz für neurologische Krankheiten geleitet, in der er täglich für die Differenzialdiagnostik von seltenen neurologischen Syndromen zuständig war. Eng verbunden mit der Befürchtung, wieder einen Zusammenbruch zu erleben, war die Vorstellung, dass er aufgrund der psychischen Belastungen eine der vielen seltenen, aber oftmals schweren Erkrankungen des Gehirns entwickeln könnte, die er zuvor bei seinen Patient:innen festgestellt hatte. Da er sich in der Differenzialdiagnostik auskannte, verband er mit alltäglichen leichten Abweichungen der Wahrnehmung oder subjektiven Empfindungen die Vorzeichen einer Erkrankung. Besonders belastend war für ihn ein unterschwelliger Benommenheitsschwindel, der plötzlich beim Gehen auftreten konnte und den er als Hinweis auf eine Infektionskrankheit („bakteriellen Abszess im Cerebellum aufgrund Enzephalitis“) interpretierte. Die Eltern waren beide nach längerer Krankheit früh gestorben – der Vater hatte Multiple Sklerose, die Mutter litt an einem Hirntumor.

Krankheitsangst

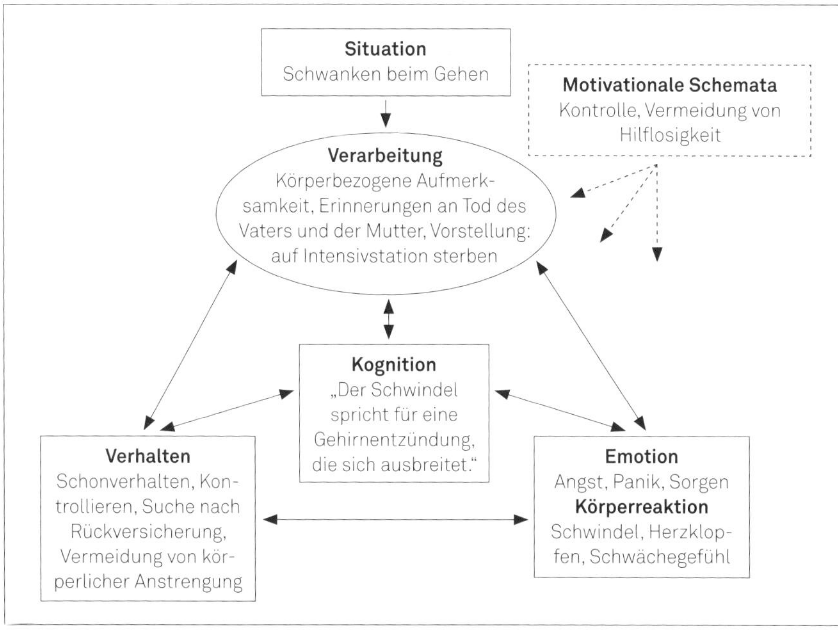

Abbildung 27: Erklärungsmodell zu Krankheitsangst

Der Patient hatte eine gute Einsicht in die Zusammenhänge und konnte bei der Ableitung des Erklärungsmodells (vgl. Abbildung 27) gut mitarbeiten. Trotz dieser Einsicht fiel es ihm schwer, sich von den intrusiven Gedanken, an einer tödlichen Gehirnerkrankung zu leiden, und der ständigen Überwachung seines Körpers zu lösen. Deshalb wurde zunächst ein Aufmerksamkeitstraining vereinbart, in dem er trainierte, seine Wahrnehmung auf Geräusche zu konzentrieren. Dabei wurde eingeübt, zunächst möglichst viele Geräusche, die gegenwärtig zu hören sind, nacheinander wahrzunehmen, und diese zu zählen. In einem weiteren Schritt sollte der Patient mit seiner Aufmerksamkeit zwischen den Geräuschen rasch hin und her wechseln. Schließlich sollten alle Geräusche gleichzeitig wahrgenommen werden. Dann wurde zu nach innen gerichteter Aufmerksamkeit gewechselt und es sollten gegenwärtige Gedanken und Gefühle wahrgenommen werden, bevor sich wieder die einzelnen Schritte der Konzentration auf Geräusche anschlossen. Der Patient praktizierte die Übung regelmäßig und konnte nach zwei Wochen die Aufmerksamkeit besser nach außen lenken.

Aufmerksamkeitstraining

In einem Verhaltensexperiment wurde dann die zentrale Überzeugung überprüft, dass die Ursache für Schwindel in einer Gehirnerkrankung liegt (vgl. Abbildung 28). Hierzu sollte der Patient einige Übungen vollziehen – darunter die Übung, sich im Drehstuhl zu drehen.

Schwindel erzeugen

Arbeitsblatt: Verhaltensexperiment		
Überzeugung	Negative Überzeugung	Schwindel ist ein Hinweis auf eine bislang noch nicht entdeckte Erkrankung meines Gehirns.
	Wie sehr bin ich überzeugt? (0–100 %)	95%
	Ggf. Alternativüberzeugung	Ich bin medizinisch durchgecheckt, ich bin derzeit gesund. Ich bin lediglich aufgrund der psychischen Belastungen generell anfälliger für Stresssymptome.
Situation und Zeitpunkt		In der Therapiesitzung
Negative Erwartung		Wenn ich mich drehe, zeigt der Schwindel eine irreversible Schädigung des erkrankten Gehirns an.
Experiment	Verhalten, das gezeigt werden soll	Einen Fleck an der Wand ununterbrochen fixieren (1 Min.), Kopf von links nach rechts und wieder zurückdrehen (zehnmal), Kopf zwischen die Beine nehmen und abrupt heben (dreimal), sich im Stehen um die eigene Achse drehen (fünfmal), sich im Drehstuhl drehen (dreimal). Jeweils anschließend das Ausmaß des Schwindels einschätzen, aufstehen und zwei Minuten herumgehen, dann zur nächsten Übung übergehen.
	Hinweise für Zutreffen der Erwartung	Schwindel lässt nicht nach
	Reaktionen, die unterlassen werden sollen	Ich versuche nicht, eine Reizung des Gleichgewichtssinns oder Anstrengung zu vermeiden. Ich nehme keine Medikamente. Ich kontrolliere nicht andere Körperfunktionen, sondern richte meine Aufmerksamkeit nach außen. Ich schone mich nach der Therapiesitzung nicht.
Selbstmotivierung (Gründe für Umsetzung)		Ich möchte die Krise hinter mich bringen und wieder Energie für ein normales Leben sammeln. Ich will lernen, meinem Körper zu vertrauen. Ich will auch lernen, zu akzeptieren, wenn ich sterben muss.
Durchführung		Das Verhaltensexperiment wird durchgeführt.
Ergebnis der Umsetzung		Ich erlebte sehr starken Schwindel, konnte mich aber immer wieder fangen und habe dann die Übungen, teilweise mit längeren Pausen, wider Erwarten abgeschlossen. Es fiel mir schwer, nicht an die mögliche Schädigung des Gehirns zu denken, aber je mehr ich übte, umso gleichgültiger wurde ich, und ich konnte mich besser auf die Situation konzentrieren. Noch Tage danach kamen die Gedanken allerdings immer wieder, ob ich mir jetzt selbst einen Schaden zugefügt habe, für den ich vielleicht büßen muss.
Schlussfolgerung (Wie sehr bin ich jetzt von negativer Erwartung überzeugt? (0–100 %)		Auch wenn ich durch die psychischen Belastungen leichter körperliche Symptome entwickle, so ist doch das Risiko, dass ich eine schwere Erkrankung des Gehirns entwickle, nicht so hoch (40%). Ich sollte mich mehr darauf konzentrieren, körperlich und seelisch fit zu werden.

Abbildung 28: Beispiel für ein Verhaltensexperiment zur Angst vor einer Schädigung/ Erkrankung des Gehirns (Krankheitsangst)

Der Patient führte die Übungen auch im Alltag regelmäßig durch und konnte auftretende Schwindelsymptome in den nachfolgenden Wochen zunehmend besser als Anzeichen von mangelnder körperlicher Fitness einordnen. Er nahm sportliche Aktivitäten (Joggen, Fahrradfahren, Übungen auf dem Hometrainer) wieder auf, die er lange Zeit vermieden hatte. Im Zuge dessen wurden auch weitere Sicherheitsverhaltensweisen (regelmäßiges Durchführen neurologischer Tests, Rückzug aus belastenden Anforderungssituationen) bearbeitet. Der Patient bewarb sich auf neue Arbeitsstellen und konnte sich schließlich erfolgreich eine neue Stelle sichern.

Neueinordnung, Rückzug aufgeben

5.7 Exzessives Kontrollstreben (Zwang)

Eine 46-jährige Patientin mit Zwangsstörung, verheiratet und Mutter zweier Kinder, hatte vor fünf Jahren Kontrollzwänge entwickelt. Auslöser waren familiäre Belastungen. Die aufdringlichen Gedanken bezogen sich darauf, dass durch ihre Unachtsamkeit Freund:innen, ihrer Familie oder auch Fremden, denen sie auf der Straße begegnete, und sogar leblosen Gegenständen Schaden drohte. Zum Beispiel befürchtete sie, dass in ihr Haus eingebrochen und der gesamte Besitz beschädigt oder gestohlen werden würde, oder ihr Haus Feuer fangen und abbrennen könnte. Deshalb vergewisserte sie sich, bevor sie das Haus verließ, dass die Türen verschlossen und die Stromkabel aus den Steckdosen gezogen waren. Diese Rituale dauerten bis zu 40 Minuten. Sie fuhr auch nicht mehr Auto, um niemanden zu verletzen, sodass sie ihre Kinder nicht mehr von der Schule abholen konnte.

Das exzessive Verantwortungsgefühl war nach dem frühen Tod ihres Vaters entstanden, als sie von ihrer Mutter die Aufgabe übertragen bekam, für Haushalt und Geschwister zu sorgen. Die Zwangsstörung wiederum hatte sich entwickelt, als es ihrer Mutter gesundheitlich sehr schlecht ging und die Kinder eine weiterführende Schule besuchten, wodurch sie diese weniger überwachen konnte. Die Exploration ergab weiterhin, dass die Patientin ihre „schlimmen" Gedanken als Indikator für unmittelbare, „schlimme" Handlungsabsichten interpretierte („Thought-Action-Fusion"), gegen die sie nur durch konsequente Gegenmaßnahmen ankommen würde. Wenn sie sich zum Beispiel vorstellte, dass aufgrund ihrer Nachlässigkeit ihren Kindern etwas passiert, interpretierte sie die Vorstellung als Hinweis auf ihre Aggressionen ihnen gegenüber. Sie setzte dann Neutralisierungsstrategien ein, zum Beispiel, indem sie sich ablenkte (u.a. auch durch Zählrituale), Beweise für ihre guten Absichten sammelte oder immer wieder vergangene Ereignisse durchging, die gegen Ihre Befürchtung sprachen, dass sie eine schlechte Mutter sei.

Zwang, Kontrollstreben

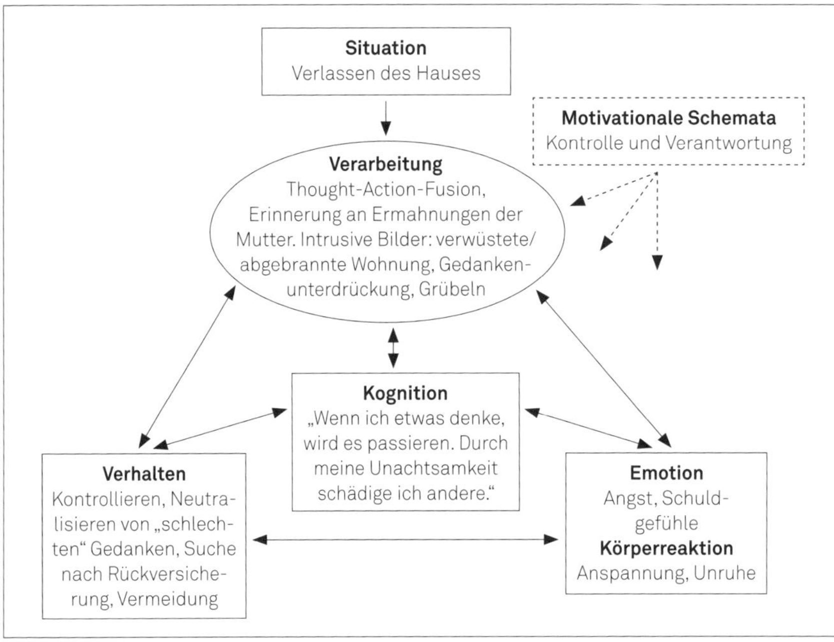

Abbildung 29: Erklärungsmodell zu exzessiver Kontrolle (Zwangsstörung)

Bei der Ableitung des Erklärungsmodells (vgl. Abbildung 29) wurde intensiv auf die gedanklichen Strategien eingegangen, die die Patientin benutzte, um befürchtete Konsequenzen der aus den „schlimmen" Gedanken resultierenden Handlungen zu verhindern. Zunächst wurde in einem Verarbeitungsexperiment die Wirkung von Gedankenunterdrückung anhand des „Weißer-Bär-Experiments" untersucht (vgl. Abbildung 30).

Gedankenunterdrückung

Die Patientin konnte zwar die grundsätzliche Auswirkung von Gedankenunterdrückung nachvollziehen, jedoch erschien ihr der Inhalt ihrer Gedanken auch wichtig: Eine Katastrophe wie zum Beispiel ein Hausbrand ist etwas anderes als ein neutraler Inhalt wie zum Beispiel ein weißer Bär. Darüber hinaus bezieht sich Neutralisieren auf die Wiedergutmachung der Folgen eines unerwünschten, „schlimmen" Gedankens. Deshalb wurden in einem weiteren Verarbeitungsexperiment die Auswirkungen des Neutralisierens der spezifischen unerwünschten Gedanken der Patientin überprüft (vgl. Abbildung 31).

Gedanken-Handlung-Fusion

Auch wenn sich die Patientin durch eine zulassende, akzeptierende Haltung entlastet fühlte, so blieben doch Zweifel, ob nicht die „schlimmen" Gedanken, entgegen ihrer Absicht, zu „schlimmen" Handlungen führen könnten, ohne dass sie dies verhindern könnte („Thought-Action-Fusion"). Aus diesem Grund wurde eine Reihe von Verhaltensexperimenten wurde – teilweise während der Sitzung, teilweise als Hausaufgabe – durchgeführt, in der sie sich auf Gedanken mit zunehmend bedrohlicheren Konsequenzen konzentrierte.

Arbeitsblatt: Verarbeitungsexperiment		
Situation und Zeitpunkt		In der Therapiesitzung
Experiment	Problembezogenes Verarbeitungs-muster	Über das Wetter reden, nicht an einen weißen Bären denken (3 Min.). Anschließend: Einschätzung der Häufigkeit von Gedanken/Bildern eines weißen Bären und der Konzentration auf das Gespräch
	Alternatives Verarbeitungs-muster	Sich ganz auf das Gespräch über ein positives, interessantes Thema (z.B. Musik, Filme) konzentrieren (3 Min.); Gedanken an weißen Bären nicht mehr unterdrücken. Anschließend: Einschätzung der Häufigkeit von Gedanken/Bildern eines weißen Bären und der Konzentration auf das Gespräch
	Hinweise für Zutreffen der Erwartung	Vergleich der Häufigkeit und der Konzentration auf das Gespräch
Durchführung		Das Verarbeitungsexperiment wird durchgeführt.
Ergebnis der Umsetzung		Die Konzentration auf das Gespräch ist schwieriger bzw. gelingt seltener und die Häufigkeit des Auftretens des Gedankens nimmt zu, wenn man versucht, ihn zu unterdrücken bzw. ist die Häufigkeit des Auftretens nicht niedriger als bei Ablenkung.
Schlussfolgerung	Wie hilfreich sind das problem-bezogene und das alternative Verarbeitungs-muster? (0–100 %)	Paradoxe Wirkung von Gedankenunterdrückung: Es verringert nicht, sondern steigert die Häufigkeit der Gedanken. Wirksamer ist die Konzentration auf etwas Wichtigeres.

Abbildung 30: Beispiel für ein Verarbeitungsexperiment zu Gedankenunterdrückung (das „Weißer-Bär-Experiment")

Arbeitsblatt: Verarbeitungsexperiment		
Situation und Zeitpunkt		Zwischen den Therapiesitzungen (jeweils zwei Tage abwechselnd „Neutralisieren" und „Schlimme Gedanken zulassen" anwenden)
Experiment	Problembezogenes Verarbeitungsmuster	Neutralisierungsstrategien gegen „schlimme" Gedanken einsetzen: Ablenkung, Zählrituale, Unterdrücken, Sammeln von Gegenbeweisen Anschließend: Anspannung einschätzen (0-100; 100=sehr starke Anspannung).
	Alternatives Verarbeitungsmuster	Akzeptanz: „Schlimme" Gedanken zulassen und zählen. Anschließend: Anspannung einschätzen (0-100; 100=sehr starke Anspannung).
	Hinweise für Zutreffen der Erwartung	Vergleich der Anspannung an „Neutralisierungs"- und „Akzeptanz"-Tagen
Durchführung		Das Verarbeitungsexperiment wird durchgeführt.
Ergebnis der Umsetzung		Die Anspannung geht an Akzeptanztagen deutlich zurück (durchschnittlich 80 vs. 50).
Schlussfolgerung	Wie hilfreich sind das problembezogene und das alternative Verarbeitungsmuster? (0–100 %)	Neutralisieren scheint die Anspannung zu verstärken. Wenn ich versuche, meine Gedanken zu unterdrücken, werden sie nur noch mehr. Vermutlich ist es besser, die „schlimmen" Gedanken zuzulassen und zu akzeptieren (70%). Andererseits könnte es sein, dass ich dann auch eher „schlimme" Dinge tue.

Abbildung 31: Beispiel für ein Verarbeitungsexperiment zum Neutralisieren

Begonnen wurde in der Sitzung zunächst mit der Vorstellung, dass der Therapeut während der Sitzung einen Schlaganfall erleidet. Dabei wurde die Patientin dazu angeleitet, keine Neutralisierung oder Gedankenunterdrückung zu praktizieren. Anschließend sollte sie sich vorstellen, wie ihrem Mann etwas passiert (dass er hinfällt und sich das Bein bricht). Als Hausaufgabe sollte sie feststellen, ob das Ereignis eingetreten ist, und regelmäßig das „Arbeitsblatt: Verhaltensexperiment“ ausfüllen. In den nachfolgenden Sitzungen wurde vereinbart, dass sie sich als Übung täglich Unglücke vorstellen sollte (jeweils zehn Minuten lang), die mit ansteigender Bedrohlichkeit ihren Mann (schwere Krankheit), und dann ihre Töchter (Verletzung, Krankheit) betrafen (vgl. Abbildung 32).

Katastrophisieren

Die Verhaltensexperimente halfen der Patientin, die ungünstigen Auswirkungen von Gedankenunterdrückung und Neutralisieren zu verstehen, und sie konnte auf diese Weise auch die Häufigkeit katastrophisierender Gedanken verringern. Dennoch blieb das übermäßige Verantwortungsgefühl der Patientin als ein aufrechterhaltender Faktor für die belastenden Kontrollrituale bestehen. Es bestand zwar eine gewisse Einsicht in die geringe Wahrscheinlichkeit des gefürchteten Ereignisses (Einbruch oder Wohnungsbrand); wenn der seltene Fall jedoch eintreten würde, dann würde sie sich die alleinige und schwerwiegende Schuld zuschreiben, was unter allen Umständen zu verhindern wäre, selbst bei einem unverhältnismäßigen Aufwand. Deshalb wurde in einem hypothesentestenden Verhaltensexperiment geprüft, ob ein Unterlassen der Kontrollrituale zu einem Anstieg von Schuldgefühlen führt (vgl. Abbildung 33).

Pragmatische Vorsicht

Die nachfolgende Bearbeitung des Verhaltensexperimentes im Sokratischen Dialog ergab, dass die Patientin nicht nur weniger intensive Katastrophen-Vorstellungen erlebte, sondern auch ihre alleinige Verantwortlichkeit infrage stellen konnte. Als überzeugendste Formel für einen angemessenen Umgang wählte sie die Orientierung an „pragmatischer Vorsicht“ statt vollständiger Sicherheit. Als wirkungsvolle Unterstützung dieser neuen Bewertungsperspektive wurde zusätzlich ein Tortendiagramm der Verantwortlichkeiten für mögliche schlimme Ereignisse erstellt. Hierzu wurden zunächst möglichst viele Personen gesammelt, die Einfluss auf die Risiken (Brand, Einbruch) haben könnten, angefangen bei der eigenen Person, dem Ehemann, den Kindern, über die Nachbarn, die Hausverwaltung, bis hin zur Polizei und Herstellern von Elektrogeräten. Die Patientin wurde nun gebeten, die Verantwortung für Schäden jeweils in Prozent anzugeben, angefangen bei den weiter entfernten Personen bis hin zur eigenen Person. Die Patientin stellte fest, dass sie weitaus weniger Anteil am Zustandekommen von Schäden hatte, als ihr Gefühl ihr bislang nahelegte, und konnte nun zunehmend eine differenziertere Sichtweise hinsichtlich der persönlichen Verantwortung entwickeln. Darüber hinaus war die Reflexion der eigenen Rolle in den Beziehungen zur Mutter und zu den Kindern ein weiterer Bereich, in dem rigide Überzeugungen mithilfe von Verhaltensexperimenten getestet wurden.

Arbeitsblatt: Verhaltensexperiment		
Überzeugung	Negative Überzeugung	Aus „schlimmen" Gedanken resultieren „schlimme" Handlungen, sie verursachen nur Unheil.
	Wie sehr bin ich überzeugt? (0–100 %)	80%
	Ggf. Alternativüberzeugung	Gedanken führen nicht automatisch zu Handlungen. Ich habe über meine Handlungen Kontrolle, selbst wenn ich negative Vorstellungen bzw. Gedanken habe.
Situation und Zeitpunkt		Während der Therapiesitzung oder zwischen den Therapiesitzungen.
Negative Erwartung		Wenn ich die Vorstellung zulasse, dass dem Therapeuten (meinem Mann, meiner Familie) etwas zustößt, wird dieses Unglück (oder ein Ähnliches) eintreten (70%).
Experiment	Verhalten, das gezeigt werden soll	Sich intensiv vorstellen, wie der Therapeut in der Sitzung einen Schlaganfall erleidet, und die Gedanken aussprechen (5–10 Min.).
	Hinweise für Zutreffen der Erwartung	Eintreten einer gesundheitlichen Krise während der Therapiesitzung
	Reaktionen, die unterlassen werden sollen	Gedanken und Vorstellungen nicht kontrollieren, sondern zulassen und akzeptieren.
Selbstmotivierung (Gründe für Umsetzung)		Ich möchte die permanente Angst loswerden und mich nicht ständig kontrollieren müssen.
Durchführung		Das Verhaltensexperiment wird durchgeführt.
Ergebnis der Umsetzung		Beim Aussprechen der Gedanken war ich zunächst sehr angespannt (90%) und unmittelbar nach der Übung blieb eine unangenehme Spannung (60%). Die befürchtete Katastrophe trat jedoch nicht ein.
Schlussfolgerung (Wie sehr bin ich jetzt von negativer Erwartung überzeugt? (0–100 %)		Nicht jeder schlimme Gedanke führt zu Konsequenzen. Mein Gefühl kann täuschen (30%).

Abbildung 32: Beispiel für ein Verhaltensexperiment zu Gedanken-Handlung-Fusion

Arbeitsblatt: Verhaltensexperiment		
Überzeugung	Negative Überzeugung	Ich bin verantwortlich für die Sicherheit der Familie und mache mich schuldig, wenn ich nicht alles tue, um Unheil zu verhüten.
	Wie sehr bin ich überzeugt? (0–100 %)	100%
	Ggf. Alternativüberzeugung	Sicherheit ist niemals 100%ig zu erzielen. Es ist für mein Leben hilfreich und akzeptabel, den Aufwand für Vorsichtsmaßnahmen in ein ausgewogenes Verhältnis zu den Risiken von Schäden zu setzen.
Situation und Zeitpunkt		Zwischen den Therapiesitzungen
Negative Erwartung		Wenn ich nicht kontrolliere, ob die elektrischen Geräte ausgeschaltet sind und die Tür verschlossen ist, werde ich große Schuld auf mich laden (70%).
Experiment	Verhalten, das gezeigt werden soll	Das Haus täglich nach „pragmatischen" Vorsichts- bzw. Sicherheitsmaßnahmen (einmaliges Ausschalten von Stromquellen und Abschließen) verlassen.
	Hinweise für Zutreffen der Erwartung	Bei Vergessen einer Sicherheitsmaßnahme treten Schäden ein (elektrischer Schaden, Diebstahl durch eine offene Türe).
	Reaktionen, die unterlassen werden sollen	Keine Kontrollrituale; Gedanken und Vorstellungen zulassen und akzeptieren.
Selbstmotivierung (Gründe für Umsetzung)		Ich möchte wieder Freude am Leben haben und mich nicht mehr mit permanenten Schuldgefühlen und dem Verhindern von Unheil blockieren.
Durchführung		Das Verhaltensexperiment wird durchgeführt.
Ergebnis der Umsetzung		Ich konnte das vereinbarte Experiment fast vollständig umsetzen, nur den Herd musste ich noch einmal kontrollieren. Insgesamt habe ich jedoch nur fünf Minuten gebraucht. Anspannung und Schuldgefühle waren zunächst sehr stark (80%), fielen aber dann ab (50%). Bei der Rückkehr waren keine Schäden aufgetreten.
Schlussfolgerung (Wie sehr bin ich jetzt von negativer Erwartung überzeugt? (0–100 %)		Die Überzeugung, etwas Unverantwortliches getan zu haben, war nur mittelgradig (40%). Ich finde die neue Linie der „pragmatischen Vorsichtsmaßnahmen" sinnvoll, muss mich aber erst noch mehr daran gewöhnen.

Abbildung 33: Beispiel für ein hypothesentestendes Verhaltensexperiment zu übermäßigem Verantwortungsgefühl

5.8 Negative Zukunftserwartungen (Generalisierte Angststörung)

Zukunftsangst Ein 41-jähriger Universitätsmitarbeiter litt unter anhaltenden Sorgen, in seinem Leben zu scheitern und einen „beruflichen und privaten Absturz“ zu erleben. Seine Arbeitsstelle war noch für ein Jahr gesichert, sodass die berufliche Zukunft in der Wissenschaft auf dem Spiel stünde. Aktueller Auslöser für die Sorgen war eine kritische Rückmeldung zu seiner Publikationsleistung durch einen Mentor. Er hatte starke Symptome von Anspannung, Schmerz (insbesondere im Nacken und Rücken), Müdigkeit und Schlafstörungen. Zudem konnte er sich nicht mehr auf seine Arbeit konzentrieren und hatte an den gewohnten Freizeitaktivitäten keine Freude mehr. In der Vergangenheit hatte er versucht, durch Alkohol die Belastung zu reduzieren, dies habe jedoch zu Streit in der Partnerschaft geführt, weshalb er den Konsum stark gemäßigt hatte. Als Strategien zur Kontrolle der Sorgen setzte der Patient Ablenkung, Bewegung, Unterdrücken und Gespräche mit seiner Partnerin ein, allerdings ohne Erfolg. Die sorgenvolle Beschäftigung ging mit erhöhter Aufmerksamkeit für Hinweise auf den beruflichen Abstieg und eine mögliche Trennung von der Partnerin einher. Allerdings blieb der Patient hierbei immer vage und stellte einen Zusammenhang zu einer früheren Phase der Promotion her, in der er eine lähmende Unsicherheit in den Zukunftsperspektiven und einen vorübergehenden sozialen Einbruch erlebt hatte.

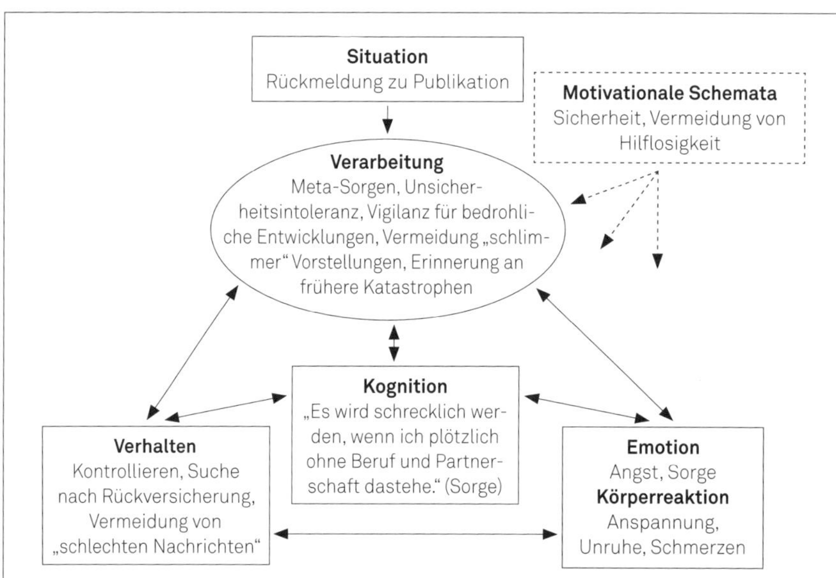

Abbildung 34: Erklärungsmodell für negative Zukunftserwartungen bei Generalisierter Angststörung

Die Sorge um Arbeitslosigkeit und eine mögliche Trennung von der Partnerin wurde vom Patienten auch als „Vorbereitung auf das Schlimmste" angesehen; die Möglichkeit, unerwartet in die Katastrophe zu geraten, war für den Patienten unerträglich. Andererseits verstärkte die permanente, zermürbende Beschäftigung mit der Zukunft auch die Befürchtung (Meta-Sorge), dass diese die eigene Arbeitsfähigkeit einschränkt und die Partnerschaft belastet und somit zu einer aussichtslosen Lage beiträgt. Ein weiterer belastender Gedanke war die Einschätzung, die Unsicherheit nicht aushalten zu können, da er es vorzog, alles vorausschauend zu organisieren.

Sorgen, Meta-Sorgen

Zunächst wurde versucht, in einem Erklärungsmodell die Verarbeitungsprozesse und Kognitionen herauszuarbeiten (vgl. Abbildung 34). Für den Patienten war es schwierig, den Unterschied zwischen Meta-Sorgen (z. B. „Ich reibe mich durch die Sorgen auf"; Sorge über die destruktive Beschäftigung) und „Vor"-Sorgen (z. B. „Ich muss mich auf eine Katastrophe vorbereiten") und deren Auswirkungen auf die Gefühle nachzuvollziehen. Deshalb wurden zwei Verarbeitungsexperimente durchgeführt. Das erste Verarbeitungsexperiment fokussierte auf die Sorgen um die berufliche Zukunft (vgl. Abbildung 35). Dem Patienten wurde in der Sitzung vor dem jeweiligen Rollenspiel erklärt, welche Rolle der Therapeut einnehmen wird („gutes Gewissen"/„schlechtes Gewissen").

Die Nachbesprechung des Verarbeitungsexperiments konzentrierte sich auf die Bedeutung der Redewendung „Kommt Zeit, kommt Rat". Der Patient machte den Einwand, dass er sich machtlos und nicht in der Lage fühlt, die Haltung des Pessimismus zu verändern und die „Vor"-Sorgen zu unterlassen. Der Therapeut erläuterte anhand des Erklärungsmodells, dass diese Form von übergeordnetem Pessimismus, Sorgen überwinden zu können (Meta-Sorge), sich von den Sorgen bezüglich der Zukunft unterscheidet. Die Auswirkungen dieser beiden unterschiedlichen Perspektiven sollte im zweiten Verarbeitungsexperiment untersucht werden (vgl. Abbildung 36). Zunächst sollte der Patient über einen Zeitraum vom drei Tagen in einem Tagebuch alle auftretenden Sorgen bezüglich der Zukunft aufschreiben. Dann wurden im „Arbeitsblatt: Verarbeitungsexperiment" die Sorgen um die negativen Auswirkungen des permanenten Sich-Sorgen-Machens auf die psychische Verfassung (Meta-Sorgen) festgehalten.

Unsicherheitstoleranz erwerben

In einem weiteren Verhaltensexperiment wurde die Unsicherheitsintoleranz angegangen (vgl. Abbildung 37). Der Patient hatte zunehmend starre Routinen entwickelt, um die Unsicherheit in Schach zu halten. Hierzu gehörte zum Beispiel, die Woche immer im Kalender vorab genau zu planen und mit der Partnerin, mit der er nicht zusammenwohnte, schon frühzeitig zu vereinbaren, wann welche Aktivitäten gemeinsam unternommen werden. Dies sollte verhindern, dass die gemeinsame Zeit frustrierend oder langweilig wird und das Risiko einer Trennung steigt.

<table>
<tr><th colspan="3">Arbeitsblatt: Verarbeitungsexperiment</th></tr>
<tr><td colspan="2">Situation und Zeitpunkt</td><td>Rollenspiel mit dem Therapeuten in der Sitzung</td></tr>
<tr><td rowspan="3">Experiment</td><td>Problembezogenes Verarbeitungs-muster</td><td>Besprechung eines „Sorgen-Themas“ (Auslaufen der Arbeitsstelle); der Therapeut übernimmt die Rolle eines „Geists des schlechten Gewissens“, der skeptische Fragen stellt („Aber was, wenn …“) und „Vor“-Sorgen und Unsicherheit verstärkt (10 Min.).
Anschließend: Stimmung einschätzen (0-100; 100=sehr schlecht).</td></tr>
<tr><td>Alternatives Verarbeitungs-muster</td><td>Fortsetzung des „Sorgen-Themas“ (Arbeitslosigkeit); dieses Mal übernimmt der Therapeut die Rolle eines „Geists des guten Gewissens“, der Optimismus erhöht und die Problemlöseorientierung verstärkt (10 Min.).
Anschließend: Stimmung einschätzen (0-100; 100=sehr schlecht).</td></tr>
<tr><td>Hinweise für Zutreffen der Erwartung</td><td>Vergleich der Stimmung</td></tr>
<tr><td colspan="2">Durchführung</td><td>Das Verarbeitungsexperiment wird durchgeführt.</td></tr>
<tr><td colspan="2">Ergebnis der Umsetzung</td><td>Die Stimmung ist schlechter, wenn der Therapeut die Rolle des „schlechten Gewissen“ als wenn er die Rolle des „guten Gewissens“ übernimmt (10 vs. 80).</td></tr>
<tr><td>Schlussfolgerung</td><td>Wie hilfreich sind das problem-bezogene und das alternative Verarbeitungs-muster? (0–100 %)</td><td>Wenn ich der inneren Stimme folge, die Skepsis verbreitet, werden meine Sorgen größer. Durch Optimismus und Zuversicht in die eigenen Problemlösefähigkeiten werden die Sorgen kleiner (50%).</td></tr>
</table>

Abbildung 35: Beispiel für ein Verarbeitungsexperiment zu Sorgen

Arbeitsblatt: Verarbeitungsexperiment		
Situation und Zeitpunkt		Zwischen den Therapiesitzungen (jeweils 3 Tage)
Experiment	Problembezogenes Verarbeitungsmuster	Sorgen aufschreiben (Was wird passieren?) Anschließend: Anspannung einschätzen (0–100; 100=sehr starke Anspannung).
	Alternatives Verarbeitungsmuster	Meta-Sorgen aufschreiben (wie wirkt sich das Sich-Sorgen-Machen aus?) Anschließend: Anspannung einschätzen (0–100; 100=sehr starke Anspannung).
	Hinweise für Zutreffen der Erwartung	Vergleich der Anspannung bei Sorgen und Meta-Sorgen
Durchführung		Das Verarbeitungsexperiment wird durchgeführt.
Ergebnis der Umsetzung		Die Anspannung geht bei der Beobachtung der Meta-Sorgen zurück (von 90 auf 60).
Schlussfolgerung	Wie hilfreich sind das problembezogene und das alternative Verarbeitungsmuster? (0–100 %)	Wenn man Meta-Sorgen bewusster wahrnimmt, führt dies zu einer Erleichterung, und man kann sich besser von den negativen Gedanken lösen (70%).

Abbildung 36: Beispiel für ein Verarbeitungsexperiment zu Sorgen/Meta-Sorgen

Arbeitsblatt: Verhaltensexperiment		
Überzeugung	Negative Überzeugung	Wenn ich nicht alles vorher plane, wird mein Leben in einer Katastrophe enden. Wenn beim Zusammensein mit meiner Partnerin unvorhergesehene Schwierigkeiten eintreten, wird sie an der Beziehung zweifeln und sich von mir trennen wollen.
	Wie sehr bin ich überzeugt? (0–100 %)	70 %
	Ggf. Alternativüberzeugung	Viele Probleme im Leben lassen sich nicht vorhersehen. Wenn ich lerne, mehr Flexibilität im Umgang mit Herausforderungen zu entwickeln, kann ich die Zukunft gelassener auf mich zukommen lassen.
Situation und Zeitpunkt		Zwischen den Therapiesitzungen
Negative Erwartung		Wenn ich die gemeinsame Zeit mit meiner Partnerin nicht so plane, dass alles gut verläuft, wird sie unzufrieden sein (70 %).
Experiment	Verhalten, das gezeigt werden soll	Ich überlasse das nächste Zusammensein den spontanen Wünschen, die meine Partnerin und ich haben.
	Hinweise für Zutreffen der Erwartung	Meine Partnerin wird enttäuscht sein.
	Reaktionen, die unterlassen werden sollen	Keine Planung, kein Katastrophisieren. Ich versuche, offen zu sein für das, was spontan entsteht.
Selbstmotivierung (Gründe für Umsetzung)		Ich möchte wieder mit Selbstvertrauen mein Leben gestalten können. Zu einer echten Partnerschaft gehört es, das Zusammensein spontan zu gestalten und nicht nach Plan. Wenn ich besser mit Ungewissheit umgehen kann, kann ich auch die schönen Seiten des Lebens mehr genießen.
Durchführung		Das Verhaltensexperiment wird durchgeführt.
Ergebnis der Umsetzung		Ich habe den gemeinsamen Abend wie vereinbart ohne Plan verbracht. Meine Partnerin war überrascht. Sie fand es offenbar gut, die Dinge auf sich zukommen zu lassen. Wir wollten ein Restaurant besuchen, das aber geschlossen hatte. Dann haben wir uns selbst etwas zu Essen vorbereitet und ferngesehen. Bei mir ging die Spannung, die kurzzeitig durch den ausgefallenen Restaurantbesuch entstanden war, dann rasch zurück.
Schlussfolgerung (Wie sehr bin ich jetzt von negativer Erwartung überzeugt? (0–100 %)		Wenn ich besser mit Ungewissheit umgehen kann, wird sich das auch auf die Partnerschaft günstig auswirken. Es gibt allerdings keine Garantie darauf, dass mein Leben immer gut verläuft. Es ist wohl am besten, im Leben eine gute Mischung aus Planung und Flexibilität zu verfolgen (von negativer Erwartung überzeugt: 10 %).

Abbildung 37: Beispiel für ein Verhaltensexperiment zur Unsicherheitsintoleranz

Flexibilität und Problemlösen

Im Sokratischen Dialog wurde die besondere Bedeutung von Flexibilität im Umgang mit unvorhergesehenen Problemen hervorgehoben. In einem Problemlösetraining wurde deshalb der flexible Umgang mit der ungewissen beruflichen Perspektive eingeübt. Als Grundprinzipien für Flexibilität wurden eine genaue Wahrnehmung des Kontextes (berufliche Entwicklungschancen), die Erweiterung des eigenen Repertoires (Erweiterung beruflicher Qualifikationen und Ziele), und die Passung von Strategie und Kontext angesehen. Der Patient entwickelte eine vielseitigere Bandbreite an Strategien innerhalb und außerhalb der bisherigen universitären Stellenperspektiven („Plan B“ und „Plan C“) und setzte die Strategien auch konsequent um. Er konnte sich von der lähmenden Blockade angesichts der ungewissen Zukunft befreien und fand schließlich eine neue Stelle im Kulturbereich, die seinen beruflichen Vorstellungen sehr entgegenkam.

5.9 Wiedererleben und Emotionsregulation infolge Traumatisierung (Posttraumatische Belastungsstörung)

Eine 64-jährige Patientin, ledig, alleinlebend und kinderlos, hatte bis zur Frühberentung als Sekretärin in einem Kleinbetrieb gearbeitet. Sie klagte über eine anhaltende Depression und eine Soziale Angststörung; unter beidem litt sie seit ihrer Jugend. Sie lebte isoliert und hatte keine Kontakte, außer zu zwei jüngeren Brüdern. Auslöser für die aktuelle Verschlechterung der Symptomatik war die Frühberentung aufgrund der psychischen Störungen sowie die Beschränkungen durch die Corona-Pandemie. Die Behandlung konzentrierte sich zunächst auf die Soziale Angststörung und die chronische Depression. Durch den Verlust einer Tagesstrukturierung und durch die sich verstärkende Abhängigkeit von den beiden Brüdern als einzige Bezugspersonen wurde jedoch eine intensive Beschäftigung mit einem jahrelangen sexuellen Missbrauch durch den neun Jahre älteren Bruder ausgelöst; dieser war vor sieben Jahren verstorben. Im Rahmen der Therapie konzentrierten sich die Erinnerungen zunehmend klarer auf eine Phase zwischen dem 5. und 10. Lebensjahr. Das Wiedererleben von zwei Erlebnissen, bei denen sich der Bruder im Bett an ihr selbst befriedigte, waren mit extremer Scham und Ekel verbunden. Zusätzlich löste das beschwichtigende und bagatellisierende Verhalten der Mutter eine intensive Wut und Verbitterung aus. Diese Gefühle wurden auch durch Reaktionen ihrer Brüder ausgelöst, wenn sie den sexuellen Missbrauch ansprach; nach ihrer Wahrnehmung spielten beide den Leidensdruck durch den Vergleich mit eigenen belastenden Kindheitserlebnissen herunter, wodurch sie eine Fortsetzung der Missachtung und Zurückweisung erlebte.

Depression, Flashbacks, Scham

Wie bei den zuvor behandelten Problemschwerpunkten zur Sozialen Angststörung und Depression, wurde gemeinsam ein Erklärungsmodell abgeleitet (vgl. Abbildung 38), das sich auf das Wiedererleben und die Wahrnehmung von Ausgeschlossensein und Missachtung als Folge des sexuellen Missbrauchs konzentrierte. Es fiel der Patientin äußerst schwer, aktuelles und früheres Erleben, die damalige Zurückweisung durch die Mutter und die gegenwärtige Beziehung zu den Brüdern zu unterscheiden. Dies führte in allen zwischenmenschlichen Beziehungen zu intensiven Gefühlsreaktionen begleitet von Dissoziationen oder auch Phasen emotionaler Abstumpfung.

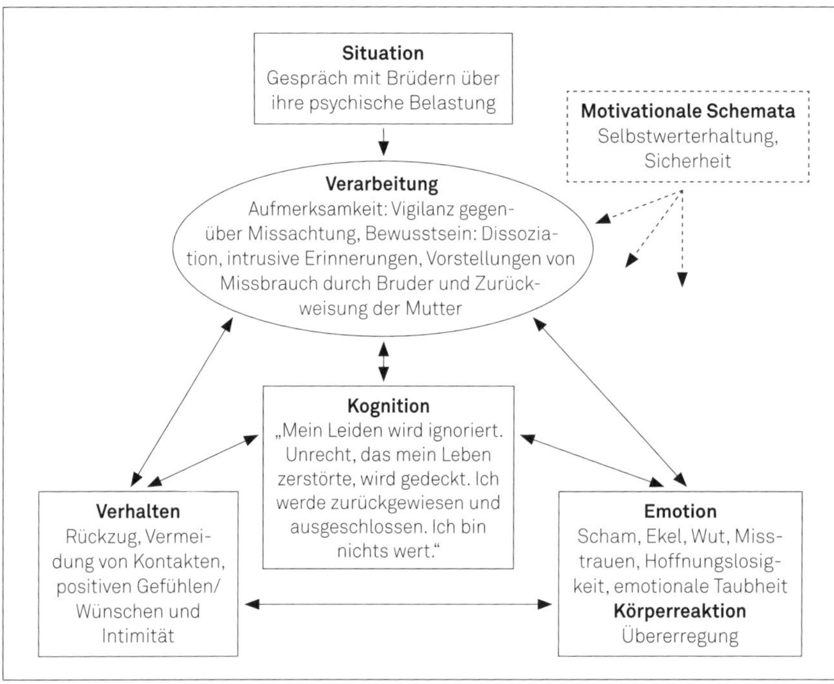

Abbildung 38: Erklärungsmodell für Wiedererleben und Emotionsregulation einer Patientin mit posttraumatischer Belastungsstörung

Die Patientin wurde nun in Verarbeitungsexperimenten dazu angeregt, die verschiedenen Strategien der Verarbeitung versuchsweise zu verändern, um herauszufinden, welchen Einfluss diese auf die Anspannung und Gefühle haben.

Unterdrücken von Erinnerungen

Als Einstieg zu Verarbeitungsexperimenten wurde das „Weißer-Bär-Experiment" (vgl. Abbildung 30) gewählt. Die Patientin konnte zwar die ungünstige Wirkung von Gedankenunterdrückung nachvollziehen, sah jedoch einen großen Unterschied zwischen neutralen Vorstellungen und traumatischen Erinnerungen. Um zu prüfen, ob dieser Zusammenhang sich übertragen lässt, wurde in einem nächsten Verarbeitungsexperiment überprüft, welche Auswirkungen das Unterdrücken traumatischer Erinnerungen hat (vgl. Abbildung 39).

Arbeitsblatt: Verarbeitungsexperiment		
Situation und Zeitpunkt		*Zwischen den Therapiesitzungen (abwechselnd jeweils 1 Tag Erinnerungen unterdrücken vs. zulassen)*
Experiment	Problembezogenes Verarbeitungsmuster	*Erinnerungen unterdrücken.* *Anschließend: Häufigkeit des Auftretens notieren und Anspannung einschätzen (0–100, 100 = sehr starke Anspannung).*
	Alternatives Verarbeitungsmuster	*Erinnerungen zulassen.* *Anschließend: Häufigkeit des Auftretens notieren und Anspannung einschätzen (0–100, 100 = sehr starke Anspannung).*
	Hinweise für Zutreffen der Erwartung	*Vergleich der Anspannung an Kontroll- und Akzeptanztagen*
Durchführung		Das Verarbeitungsexperiment wird durchgeführt.
Ergebnis der Umsetzung		*Häufigkeit der Erinnerungen und die Anspannung gehen an Akzeptanztagen zurück (durchschnittlich 80 vs. 60).*
Schlussfolgerung	Wie hilfreich sind das problembezogene und das alternative Verarbeitungsmuster? (0–100 %)	*Erinnerungen zu unterdrücken ist nicht hilfreich und bewirkt vielleicht sogar das Gegenteil. Wenn ich die Erinnerungen zulasse und aufschreibe, erscheint es mir, als ob es doch einen Ausweg gibt (30 %).*

Abbildung 39: Beispiel für ein Verarbeitungsexperiment zur Unterdrückung von Erinnerungen

Auch wenn die Vermeidung von negativen Erinnerungen als eine normale und naheliegende Umgangsweise erschien, so war es für die Patientin auch plausibel, dass ein durchdachtes, ruhiges Bearbeiten der traumatischen Erinnerungen der Schlüssel zu einer nachhaltigen Verarbeitung sein könnte. Es folgte eine Reihe von weiteren Verarbeitungs- und Verhaltensexperimenten, in denen nach demselben Prinzip wie bei der Unterdrückung von Erinnerungen bestimmte Muster miteinander verglichen wurden. Eines dieser Experimente überprüfte die Auswirkung der selektiven Aufmerksamkeit (Hypervigilanz) gegenüber Anzeichen für Missachtung von anderen Personen, da die Patientin sehr auf die Reaktionen ihrer Brüder bzw. deren Partnerinnen achtete (einzige Kontaktpersonen). Wenn Gespräche auf die gemeinsame Kindheit im Elternhaus kamen, konzentrierte sie sich auf die Bewertungen der Brüder; wenn diese etwas Positives im Familienleben erinnerten, interpretierte sie dies als eine Bagatellisierung des eigenen Leidens.

Hypervigilanz

Misstrauen überwinden

Um die Auswirkungen der selektiven Aufmerksamkeit auf ablehnende Bewertungen ihres Leidens zu prüfen, sollte die Patientin bei Treffen mit ihren Brüdern die Aufmerksamkeit einmal auf Anzeichen von negativen Reaktionen bei anderen, einmal auf verständnisvolle verbale Äußerungen und positive nonverbale Reaktionen lenken. Anschließend sollte sie jeweils schriftlich festhalten, welche Auswirkungen die unterschiedlichen Ausrichtungen der Aufmerksamkeit auf ihr Befinden hatten. Da jedoch die Konfrontation mit den Brüdern sehr intensive Affekte und Flashbacks hervorriefen, die kontrolliertes Verarbeiten und Verhalten verhinderten, wurde zunächst ein Experiment mit zwei weiblichen Bekannten durchgeführt (vgl. Abbildung 40), mit denen die Patientin vor Jahren eine gemeinsame Urlaubsreise gemacht hatte. Diese hatten sich überraschend gemeldet und wollten die Patientin besuchen.

Bei der Nachbereitung des Verhaltensexperiments wurde der Patientin deutlich, dass sie einerseits eine große Sehnsucht nach Akzeptanz und Verständnis hat, andererseits die Kommunikation über ihre Missbrauchserfahrung im Alltagskontext für andere eine Überforderung darstellt. Den Vorschlag, eine Selbsthilfegruppe aufzusuchen, konnte sie jedoch nicht aufgreifen. Im weiteren Verlauf der Therapie wurden auch die beiden Brüder in die Sitzung eingeladen, um in einem kontrollierten und begrenzten Rahmen den gegenseitigen Austausch über die gemeinsamen Kindheitserfahrungen zu ermöglichen. Es stellte sich heraus, dass die Patientin trotz der sichtlichen Bemühungen der beiden Brüder ein unüberwindliches Gefühl hatte, von den anderen abgetrennt zu sein und kein Verständnis zu erhalten. Daraufhin wurden schematherapeutische Prinzipien integriert. Es wurden die Erlebnismodi (inneres Kind, Eltern-Ich und gesundes Erwachsenen-Ich) eingeführt und die Schemata der Domäne Abgetrenntheit und Ablehnung, insbesondere zu Unzulänglichkeit/Scham und sozialer Isolation, herausgearbeitet. Mithilfe eines Schema-Tagebuchs und Stuhldialogen konnten die negativen Affekte

Erwartung von Ablehnung korrigieren

Arbeitsblatt: Verhaltensexperiment		
Überzeugung	Negative Überzeugung	Andere lehnen mich wegen der psychischen Probleme ab und interessieren sich nicht für die Hintergründe.
	Wie sehr bin ich überzeugt? (0–100 %)	100%
	Ggf. Alternativüberzeugung	Ich kann mit anderen Menschen offen über meine Probleme reden. Je offener ich selbst bin, umso mehr Verständnis werde ich finden.
Situation und Zeitpunkt		Beim nächsten Treffen mit den Bekannten.
Negative Erwartung		Wenn ich anspreche, dass es mir schlecht geht und dass dies mit meiner Kindheit zu tun hat, werden beide Bekannte mit Zurückhaltung reagieren und ein vertieftes Gespräch vermeiden.
Experiment	Verhalten, das gezeigt werden soll	Auf die Frage, wie es mir geht, werde ich von meinen Ängsten und Depressionen erzählen. Ich werde andeuten, dass es mit familiären Problemen zu tun hat. Wenn es zur Situation passt, werde ich auch offen über meine Gefühle von Wut über Vergangenes ausdrücken. Ich werde den beiden Bekannten Zeit lassen, sich hierzu zu äußern.
	Hinweise für Zutreffen der Erwartung	Ich achte darauf, ob die Bekannten negative Bemerkungen machen, und ob sie nonverbale Anzeichen für negative Reaktionen zeigen (z.B. ironischer Tonfall, Stirnrunzeln, Blickkontakt vermeiden, keine Pausen zulassen).
	Reaktionen, die unterlassen werden sollen	Ich unterlassen Sicherheitsverhalten (Rückzug, selbstironische Äußerungen, Erzählen unpersönlicher Geschichten) und richte meine Aufmerksamkeit nach außen.
Selbstmotivierung (Gründe für Umsetzung)		Ich will mehr Vertrauen zu anderen Menschen aufbauen und lernen, meine Gefühle so auszudrücken, wie sie sind.
Durchführung		Das Verhaltensexperiment wird durchgeführt.
Ergebnis der Umsetzung		Mir fiel es zunächst schwer, auf eine persönliche Ebene zu kommen. Nachdem wir eine gewisse Zeit miteinander verbracht hatten, habe ich mir einen Ruck gegeben und von meinen Schwierigkeiten mit meinen Brüdern und der familiären Vorgeschichte erzählt. Die beiden haben sehr interessiert zugehört und Fragen gestellt. Ich habe aber nicht den Mut gehabt, über den sexuellen Missbrauch zu reden. Dadurch drehte sich das Gespräch dann doch wieder mehr um die Themen der anderen.
Schlussfolgerung (Wie sehr bin ich jetzt von negativer Erwartung überzeugt? (0–100 %)		Überraschenderweise bekam ich Verständnis für meine Probleme. Es tut mir gut, wenn andere einfühlsam auf mich reagieren. Wenn ich anderen einen Vertrauensvorschuss gebe, gehen sie auf mich ein. Ich fühle mich dann sehr viel mehr akzeptiert als ich es normalerweise erwarte. Allerdings fällt es mir noch sehr viel schwerer, über den sexuellen Missbrauch zu reden, weil andere sicher nicht so gut damit umgehen können und es lieber tabuisieren (50%).

Abbildung 40: Beispiel für ein Verarbeitungsexperiment zu Misstrauen in zwischenmenschlichen Beziehungen

und Gedanken im gegenwärtigen Alltag auf die vergangenen Erfahrungen zurückgeführt werden. Mithilfe von Imagery Rescripting wurden besonders belastende Erinnerungen an den sexuellen Missbrauch und besonders der Umgang damit in der Familie bearbeitet und eine differenziertere Interpretation der Muster herbeigeführt. In dieser Phase wurden auch immer wieder Verhaltensexperimente eingesetzt, um die Erwartung von Ablehnung zu prüfen und eine angemessenere Verarbeitung von Beziehungserfahrungen zu erlernen.

5.10 Überzeugung, hässlich zu sein (Körperdysmorphe Störung)

Hässliches Aussehen

Ein 42-jähriger Patient, Single, leitender Angestellter, litt unter einem „hässlichen" Aussehen des Gesichts, insbesondere unter Falten, aber auch einer asymmetrischen Kopfform: Ohren, Haaransatz, Augen, Mund und Nase würde nicht zusammenpassen. Die Körperdysmorphe Störung bestand seit dem 12. Lebensjahr und hat sich im Lauf der Zeit immer mehr verschlimmert. Nach der Trennung von einer Freundin vor 10 Jahren hatte er eine suizidale Krise. Weder mehrere Nasen-Operationen noch drei Psychotherapien und eine medikamentöse Behandlung hatten nachhaltigen Erfolg. Um die Hässlichkeit des Gesichts zu kaschieren, ließ er sich einen Bart und längere Haare wachsen und verwendete gelegentlich Make-up. Er verbrachte mehrere Stunden am Tag mit der Überprüfung der Gesichtsformen vor dem Spiegel; danach vermied er Spiegel und Fotos vollständig. Er betrieb exzessiv Sport, um durch eine gute Figur das „hässliche" Aussehen auszugleichen. Wegen des „hässlichen Gesichts" zog er sich aus allen Kontakten zurück und hatte weder Freunde noch eine Partnerschaft. Unter der Woche war er durch exzessives Arbeiten mit bis zu 16 Stunden am Tag abgelenkt, die Wochenenden verlebte er jedoch einsam. Er litt unter depressiver Verstimmung, empfand Traurigkeit und Leere.

Die Ableitung des Erklärungsmodells (vgl. Abbildung 41) war schwierig, da der Patient es ablehnte, Hässlichkeit als subjektives Phänomen zu behandeln; aus seiner Sicht sei dies „Fakt". Dennoch konnte er sich darauf einlassen, dass das Modell vielleicht Ansatzpunkte für eine Verringerung des psychischen Leidensdrucks enthalten könnte. Konsens war, dass das Modell keine Aussage über die objektive Hässlichkeit macht und sowohl bei objektiver Entstellung als auch bei subjektiver Empfindung des Entstelltseins gelten könnte. Mit dieser offenen Interpretation der Ursache konnte der Patient das Modell zunehmend besser akzeptieren und sich auf nachfolgende Therapieschritte einlassen.

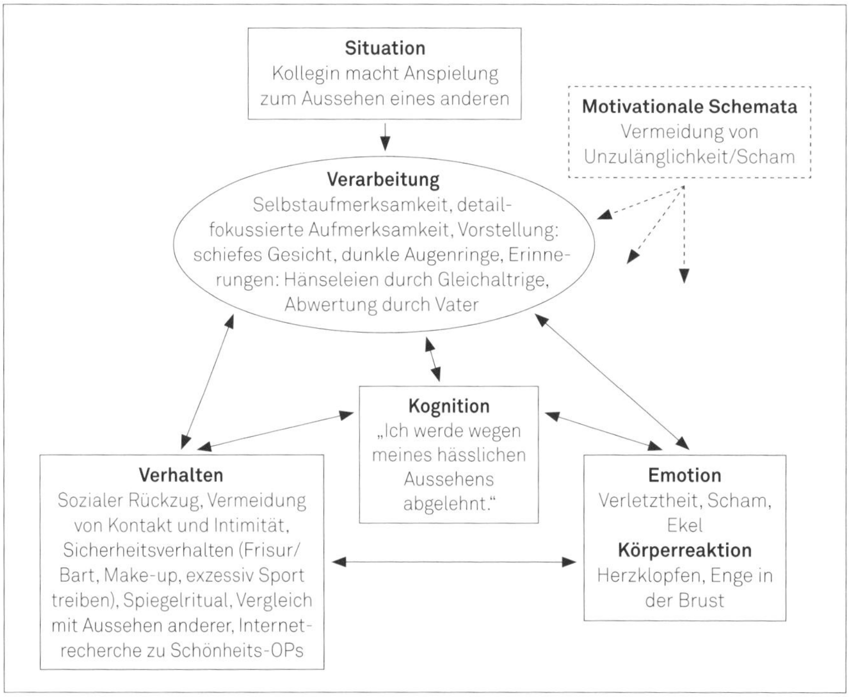

Abbildung 41: Erklärungsmodell für Körperdysmorphe Störung

Detailversessenheit

Im Vordergrund stand zunächst die starke Konzentration der Aufmerksamkeit auf Details im Aussehen. Als möglicher Einflussfaktor auf die Wahrnehmung wurde das Spiegelritual überprüft. Diskutiert wurden, ob das Sich-Betrachten im Spiegel mit einer Detailfokussierung und statische Darstellung des Aussehens einhergeht. Um die Auswirkungen auf die Wahrnehmung zu überprüfen, wurde eine Serie von Verarbeitungsexperimenten durchgeführt. Beim Patienten entstand durch die Vorstellung, sich mit seinem „hässlichen" Aussehen zu konfrontieren, starke Angst; er lehnte die Experimente zunächst ab und forderte ein anderes therapeutisches Vorgehen. Der Therapeut zeigte Empathie für die intensive Abneigung und den Wunsch, die Konfrontation zu vermeiden. Er verwies andererseits darauf, dass nur durch Konfrontation mit einem Problem neue Verarbeitungsmöglichkeiten entwickelt werden können, und dass diese Techniken ein wichtiger und bewährter Teil der Therapie seien. Er verwies auf die freie Entscheidung des Patienten, sich weiter vor den intensiven negativen Gefühlen zu schützen oder die Mühe auf sich zu nehmen, sich von der destruktiven Beschäftigung mit dem Aussehen zu befreien und ein „neues Kapitel im Leben" aufzuschlagen. In den nachfolgenden Sitzungen wurde noch genauer auf die motivationalen Schemata des Patienten eingegangen und diese auch in das Modell eingefügt, bis der Patient sich auf die Verarbeitungsexperimente (vgl. Abbildung 42) einlassen konnte.

Arbeitsblatt: Verarbeitungsexperiment		
Situation und Zeitpunkt		In der Therapiesitzung und zwischen den Therapiesitzungen (als Hausaufgabe)
Experiment	Problembezogenes Verarbeitungsmuster	Detailbezogene Wahrnehmung: - Wahrnehmungsfokussierung: Einen auffälligen Punkt im Gesicht des Therapeuten drei Minuten lang fokussieren (Therapeut betrachtet sich selbst über die Selfie-Funktion am Handy). Anschließend: Besprechung von Veränderungen der Wahrnehmung, Parallelen zum Spiegelritual.
	Alternatives Verarbeitungsmuster	Ganzheitliche Wahrnehmung: - Spiegelfeedback: Sich 2 bis 3 Meter vor einen Ganzkörperspiegel stellen und jedes Körperteil vom Haaransatz bis zu den Schuhen nichtwertend/objektiv beschreiben (3 Min.). Nicht länger als 5 Sekunden bei einem Punkt verweilen. - Videofeedback: Videoaufnahme einer Gesprächssequenz in der Therapiesitzung (5 Min.) nichtwertend/objektiv betrachten. Jeweils anschließend: Besprechung des Unterschieds zur detailbezogenen Wahrnehmung und des Verlaufs der Anspannung.
	Hinweise für Zutreffen der Erwartung	Vergleich der Auswirkung detailbezogener vs. ganzheitlicher sowie statischer (Spiegel) vs. dynamischer (Video) Wahrnehmung auf die Beurteilung des Aussehens.
Durchführung		Das Verarbeitungsexperiment wird durchgeführt.
Ergebnis der Umsetzung		Konzentration auf das Detail und ein statisches Bild (Spiegel) begünstigen eine verzerrte Wahrnehmung.
Schlussfolgerung	Wie hilfreich sind das problembezogene und das alternative Verarbeitungsmuster? (0–100 %)	Das Bild, das ich von mir im Kopf habe, wird durch detailfokussierte und statische Wahrnehmung beim Überprüfen vor dem Spiegel verzerrt. Wenn ich mich mehr ganzheitlich und dynamisch wahrnehme, ist meine Wahrnehmung angemessener (60%).

Abbildung 42: Beispiel für ein Verarbeitungsexperimente zu detailbezogener Aufmerksamkeit und statischer Repräsentation des Aussehens

Distanzieren, Atempause

Da die rigiden automatischen Gedanken und intensiven Gefühle die Konzentrationsfähigkeit stark beeinträchtigten, wurde zur Vorbereitung der Verarbeitungsexperimente zunächst auch die Atempause eingeübt (vgl. Kasten „Atempause zur Distanzierung von negativen Gedanken und Gefühlen" auf Seite 57). Dem Patienten wurde dann vermittelt, dass die Distanzierung von Gedanken, Gefühlen und Körperempfindungen auf das Spiegel- und Video-Feedback übertragen wird. Es soll das anschließende, „reine" Beobachten von Wahrnehmungen fördern, dass das „reine" Beobachten der Empfindungen in Nase, Bauch und Körper beim Ein- und Ausatmen in der Atempause ersetzt.

Die Verarbeitungsexperimente und Atempausen wurden über mehrere Sitzungen hinweg eingeübt und führten zu einer Auflockerung der Überzeugung, hässlich zu sein. In einem nachfolgenden Schritt wurde nun das Sicherheitsverhalten des Patienten angegangen, die „hässlichen" Gesichtspartien durch Haarfrisur und Bart zu verschleiern. Die Vorstellung, sich anderen mit dem eigenen Gesicht ohne Verschleierung durch Bart und längere Haare zu zeigen, löste intensive Angst aus. Der Patient war trotz der guten Fortschritte in den Verarbeitungsexperimenten fest davon überzeugt, dass andere sein Gesicht hässlich finden könnten. Deshalb wurde es immer wieder notwendig, die positiven Annäherungsmotive ins Bewusstsein zu rufen, die dem Patienten halfen, seine Widerstände zu überwinden (vgl. Selbstmotivierung in Abbildung 43).

Ablehnung im Kontakt überprüfen

Da eine direkte negative Rückmeldung insbesondere im Berufsleben und gegenüber Vorgesetzten sozial unerwünscht ist, wurde ein weiteres Verhaltensexperiment durchgeführt (vgl. Abbildung 44), in dem der Patient mit einer unbekannten Frau, die die Hintergründe des Patienten nicht kennt, ein Gespräch führen sollte. Als Gesprächspartnerin wurde eine (ungefähr gleichaltrige) Mitarbeiterin der Ambulanz gewonnen.

Arbeitsblatt: Verhaltensexperiment		
Überzeugung	Negative Überzeugung	Andere fallen die entstellenden Merkmale (Augenringe, disproportionale Gesichtspartien) auf und sie lehnen mich wegen des hässlichen Aussehens ab.
	Wie sehr bin ich überzeugt? (0–100 %)	99 %
	Ggf. Alternativüberzeugung	Meine Ängste sind übertrieben. Anderen fallen die Merkmale nicht auf, weil sie mich ganzheitlich und dynamisch wahrnehmen. Sie reagieren mehr darauf, was ich sage oder tue und wie ich es sage oder tue.
Situation und Zeitpunkt		Beim nächsten Meeting
Negative Erwartung		Andere werden mich erschrocken ansehen und befangen oder offen abweisend reagieren.
Experiment	Verhalten, das gezeigt werden soll	Ich rasiere mich vorher und gehe zum Friseur. Dann leite ich das Meeting wie gewohnt.
	Hinweise für Zutreffen der Erwartung	Ich achte darauf, ob die Mitarbeiter befangen oder abweisend schauen, mich anstarren, ironische Bemerkungen machen, betreten wegschauen.
	Reaktionen, die unterlassen werden sollen	Ich richte meine Aufmerksamkeit nicht nach innen, sondern nehme Blickkontakt auf und bin freundlich.
Selbstmotivierung (Gründe für Umsetzung)		Ich will mich nicht mehr so auf mein Aussehen fixieren und möchte mehr Gleichgültigkeit für meine „Hässlichkeit" entwickeln. Ich will lernen, mich mehr für andere zu öffnen und die Angst vor Verletzung zu überwinden. Nur so wird es mir vielleicht möglich sein, auch irgendwann einmal eine Partnerschaft einzugehen.
Durchführung		Das Verhaltensexperiment wird durchgeführt.
Ergebnis der Umsetzung		Ich habe mich rasiert und einen neuen Haarschnitt machen lassen. Es fiel mir sehr schwer, in das Meeting zu gehen und die Aufmerksamkeit nach außen zu richten. Es gab erstaunte Blicke, aber verbunden mit dem Kompliment „Du siehst ohne Bart und mit neuer Frisur gut aus!". Ich habe keine der erwarteten negativen Reaktionen feststellen können.
Schlussfolgerung (Wie sehr bin ich jetzt von negativer Erwartung überzeugt? (0–100 %)		Überraschenderweise finden andere mein Gesicht ohne „Verschleierung" nicht abstoßend, sondern sogar positiv. Es könnte allerdings sein, dass die wahren Gedanken nicht ausgesprochen werden. Deshalb bleibt der Gedanke, dass mein Aussehen ein Problem ist, insbesondere wenn es um einen intimeren Kontakt geht (60 %).

Abbildung 43: Beispiel für ein Verhaltensexperiment zu der Überzeugung, hässlich zu sein

<table>
<tr><th colspan="3">Arbeitsblatt: Verhaltensexperiment</th></tr>
<tr><td rowspan="3">Überzeugung</td><td>Negative Überzeugung</td><td>Andere Menschen, und insbesondere Frauen, lehnen mich wegen meines Aussehens ab, wenn sie näheren Kontakt mit mir haben.</td></tr>
<tr><td>Wie sehr bin ich überzeugt? (0–100 %)</td><td>80%</td></tr>
<tr><td>Ggf. Alternativüberzeugung</td><td>Wenn ich offen bin für andere, interessieren sich andere Menschen und auch Frauen für mich. Das Aussehen spielt weniger eine Rolle als die zwischenmenschliche Atmosphäre.</td></tr>
<tr><td colspan="2">Situation und Zeitpunkt</td><td>In der Therapiesitzung</td></tr>
<tr><td colspan="2">Negative Erwartung</td><td>Die Frau wird sehr zurückhaltend und distanziert reagieren und sich nicht öffnen.</td></tr>
<tr><td rowspan="3">Experiment</td><td>Verhalten, das gezeigt werden soll</td><td>Ich werde mit ihr ein Gespräch über Urlaubsreisen führen. Ich werde sowohl von meinen Urlaubsvorlieben sprechen als auch sie selbst nach ihren fragen. Ich werde auf das eingehen, was sie erzählt.</td></tr>
<tr><td>Hinweise für Zutreffen der Erwartung</td><td>Ich achte darauf, ob die Frau negativ reagiert, d.h. Blickkontakt vermeidet, unfreundlich guckt, nichts von sich erzählt.</td></tr>
<tr><td>Reaktionen, die unterlassen werden sollen</td><td>Ich unterlasse Sicherheitsverhalten (Sarkasmus, Ironie, unpersönliche Erzählungen) und richte meine Aufmerksamkeit nach außen.</td></tr>
<tr><td colspan="2">Selbstmotivierung (Gründe für Umsetzung)</td><td>Ich will mehr Vertrauen zu anderen Menschen aufbauen und lernen, meine Gefühle so auszudrücken, wie sie sind.</td></tr>
<tr><td colspan="2">Durchführung</td><td>Das Verhaltensexperiment wird durchgeführt.</td></tr>
<tr><td colspan="2">Ergebnis der Umsetzung</td><td>Das Gespräch lief besser als gedacht. Ich konnte locker auf sie zugehen und sowohl von mir Persönliches erzählen als auch ihr zuhören. Ich habe keine Hinweise auf negative Gefühle bei der Gesprächspartnerin wahrgenommen.</td></tr>
<tr><td colspan="2">Schlussfolgerung (Wie sehr bin ich jetzt von negativer Erwartung überzeugt? (0–100 %)</td><td>Überraschenderweise reagierte die Frau positiv. Ich fühlte mich dann sehr viel mehr akzeptiert als ich es sonst erlebe. Eventuell stimmt der Satz „Wie man in den Wald hineinruft, so schallt es heraus". Vielleicht kann ich besser auf andere zugehen, wenn ich meine ständige Beschäftigung mit meinem Aussehen ablege. Allerdings weiß ich nicht, was wirklich in der Frau vor sich ging. Vielleicht findet sie mich innerlich doch abstoßend (50%).</td></tr>
</table>

Abbildung 44: Beispiel für ein Verhaltensexperiment zur Erwartung, wegen des Aussehens abgelehnt zu werden

Umfrage zu Attraktivität

Obwohl das Verhaltensexperiment überraschenderweise die negativen Erwartungen nicht bestätigte, blieb der Patient skeptisch bezüglich der Offenheit der Gesprächspartnerin. Deshalb wurde analog einer Umfrage eine Nachbefragung entworfen, die die folgenden Fragen enthielt:

1. Wie attraktiv ist diese Person?
2. Wie sympathisch finden Sie diese Person?
3. Würden Sie gerne mit dieser Person zu tun haben?
4. Wie erfolgreich, vermuten Sie, ist diese Person im Beruf?
5. Gibt es äußerliche Merkmale, die Ihnen bei dieser Person aufgefallen sind?
6. Gibt es noch andere Gedanken, die Sie zu dieser Person haben?

Die Fragen wurden der Gesprächspartnerin schriftlich vorgelegt und sie wurde gebeten, Antworten zu notieren, ohne lange nachzudenken. Die Antworten wurden anschließend in der Therapiesitzung gemeinsam im Hinblick auf die Überzeugung ausgewertet. Der Patient war überrascht, dass die Rückmeldung überwiegend positiv war und die für ihn kritischen Aspekte im Aussehen keine Rolle spielten. Die Gesprächspartnerin schätzte ihn als attraktiven und sympathischen Menschen ein, der im Beruf erfolgreich ist. Als äußerliches Merkmal war ihr lediglich die „lässige Kleidung" aufgefallen. Die Rückmeldung unterstützte den Patienten zwar darin, seine negativen Erwartungen noch stärker abzubauen, die negative Überzeugung beeinflusst das Denken jedoch weiterhin, da sie ein in der Biografie tief verankertes Schema von Unzulänglichkeit und Scham darstellt.

Auf dieses Schema konzentrierten sich dann weiterführende schematherapeutische Interventionen (Psychoedukation zu Erlebnismodi, Schema-Tagebuch, Imagery Rescripting und Stuhldialoge). Es wurde deutlich, dass die Erinnerungen an die massive Abwertung durch den Vater und das Gehänselt-Werden in der Schule das Erleben zwischenmenschlicher Beziehungen bis zur Gegenwart prägten. Der Patient konnte nun sein Verständnis für das Erleben von Zurückweisung vertiefen und die Steigerung von Wohlwollen sich selbst gegenüber als ein wichtiges Entwicklungsziel weiterverfolgen.

5.11 Exzessiver Alkoholkonsum (Substanzmissbrauch)

Alkoholmissbrauch

Ein 20-jähriger Patient, arbeitslos und bei seinen Eltern wohnend, sucht eine Therapie wegen „Problemen in Kontakt mit anderen Menschen" und „fehlendem Selbstbewusstsein" auf. Gleichzeitig gibt er an, zu viel Alkohol zu trinken (an vier bis fünf Tagen in der Woche jeweils drei oder mehr Flaschen Bier). Er hatte mit erhöhtem Alkohol- und Cannabis-Konsum nach einem (von ihm nicht verursachten) Autounfall begonnen, der ihn „aus der Bahn geworfen habe“. Immer wieder hatte er Flashbacks zum Hergang des Unfalls erlebt, bei dem er sich schmerzhafte Verletzungen zugezogen hatte. Zwar hatte er den Cannabis-Konsum reduziert (bis auf einmal pro Monat), rauchte jedoch täglich Zigaretten (ein Päckchen pro Tag). Er beschrieb sich als sehr nervös, hatte Herzklopfen und Schlafprobleme. Außerdem fühlte er sich einsam; er hatte seit dem Unfall keine Freundin mehr und tauschte sich lediglich mit seiner Schwester gelegentlichen über die Belastungen aus. An den Wochenenden traf er sich mit „Kumpels“, um sich zu betrinken. Zwar hatte er das Abitur gemacht, jedoch seitdem keinen Antrieb gefunden, sich einen Ausbildungsplatz zu suchen. Abbildung 45 zeigt das Erklärungsmodell für den Alkoholkonsum.

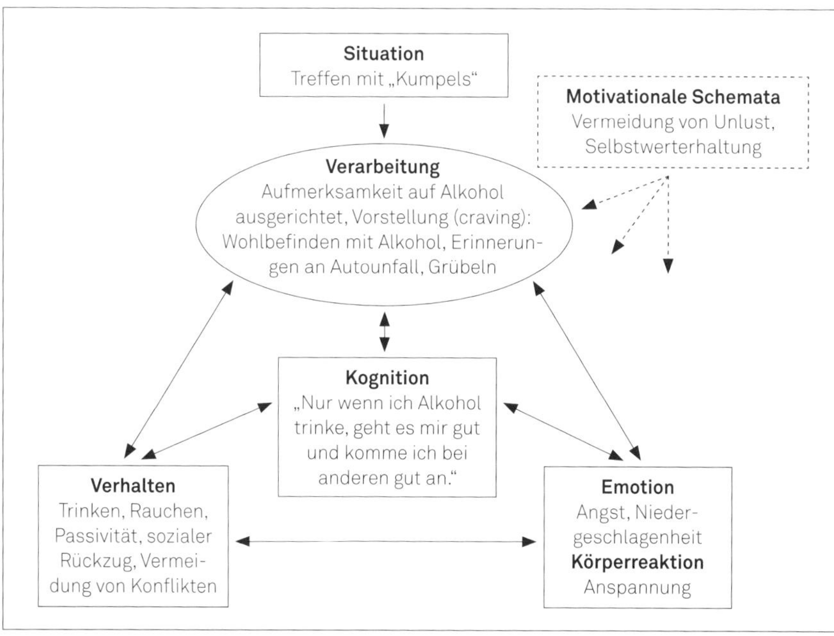

Abbildung 45: Erklärungsmodell zu problematischem Alkoholkonsum bei einem Patienten mit Substanzabhängigkeit

Für die ambulante Therapie war das Erreichen von vollständiger Abstinenz von Alkohol innerhalb von zehn Sitzungen notwendig. Der Patient konnte sich mit Therapiebeginn hierauf einlassen; allerdings war das Rückfallrisiko aufgrund der Funktion als Vermittler des Zugangs zu einer Peergroup und zur Spannungsreduktion hoch. Deshalb erhielt die Rückfallprävention wegen der gravierenden Folgen einer Substanzabhängigkeit für die weitere psychische und soziale Entwicklung in der Therapie zunächst Priorität. Eine wichtige Rolle in der Auslösung von Rückfällen spielte das intensive Verlangen nach

Kurz- und langfristige Folgen

Alkoholkonsum (craving). Dieses wird vor allem durch die intensive Vorstellung des Wohlgefühls als kurzfristige Folge gesteuert. Die längerfristigen Folgen des problematischen Alkoholkonsums auf die weitere berufliche, psychische und gesundheitliche Entwicklung werden hingegen ausgeblendet. Um den Einfluss dieser unterschiedlichen Perspektiven auf das Verlangen zu überprüfen, wurde ein Verarbeitungsexperiment vorbereitet (vgl. Abbildung 46). Hierfür wurden zunächst kurzzeitig positiven Effekte des Alkoholkonsums exploriert. Danach wurden die längerfristigen negativen Folgen besprochen, insbesondere berufliche Perspektivlosigkeit und Arbeitslosigkeit, Ausgeschlossen-Werden, Einsamkeit, schmerzvolle Erkrankungen der inneren Organe, Hirnschäden mit Ausfallerscheinungen von Gedächtnis und Denken sowie emotionale Veränderungen wie Depression, Angst und Apathie. Die erarbeiteten Folgen wurden notiert und dienten als Grundlage für Vorstellungsübungen.

Das Verarbeitungsexperiment verstärkte die Motivation, für die Zeit der Psychotherapie abstinent zu bleiben. Als Folge dessen wurden die Treffen mit den „Kumpels", die ausschließlich dem Trinken dienten, sinnlos. Die Distanzierung fiel ihm nicht schwer, da er ohnehin nicht das Gefühl hatte, wirkliche Anerkennung zu erhalten. Allerdings gab es einen Bekannten aus der Gruppe, mit dem er etwas mehr Austausch hatte. Der Patient befürchtete nun, dass dieser kein Interesse mehr an einem Kontakt mit ihm hat, wenn er nicht mehr Alkohol trinkt. Der Therapeut lud den Patienten ein, diese Erwartung in einem Verhaltensexperiment zu überprüfen (vgl. Abbildung 47).

Ablehnung wegen Abstinenz

Die Reflexion der Ergebnisse des Verhaltensexperimentes motivierte den Patienten, zu anderen Menschen wieder verstärkt Kontakt aufzunehmen und auch mehr auf die eigene Gesundheit zu achten. Er bemühte sich darum, für seine beruflichen Pläne eine Beratung aufzusuchen. In der Therapie wurde die Rückfallverhinderung bezüglich des Alkoholkonsums fortgesetzt. Ähnlich wie beim Alkohol wurde auch das Rauchen, das sowohl eine spannungsreduzierende als auch soziale Funktion hatte, zum Thema. Die Therapie konzentrierte sich nun auf die Vermittlung von Entspannungstechniken und sozialen Kompetenzen zur Kontaktaufnahme. Zusätzlich wurden das posttraumatische Wiedererleben der Unfallerfahrung sowie die Verarbeitung der gesundheitlichen und sozialen Folgen bearbeitet. Bei der Bearbeitung der unterschiedlichen Schwerpunkte wurden immer wieder Verhaltensexperimente vereinbart, um die Befürchtungen des Patienten im Alltag zu überprüfen.

Arbeitsblatt: Verarbeitungsexperiment		
Situation und Zeitpunkt		In der Therapiesitzung
Experiment	Problembezogenes Verarbeitungs-muster	Vorstellung von einem Glas Bier und der kurzfristigen Auswirkungen („jetzt") von Alkoholkonsum (2 Min.) Anschließend: Verlangen einschätzen (0-100; 100=sehr hohes Verlangen).
	Alternatives Verarbeitungs-muster	Vorstellung von einem Glas Bier und der langfristigen Auswirkungen („später") von Alkoholkonsum (2 Min.) Anschließend: Verlangen einschätzen (0-100; 100=sehr hohes Verlangen).
	Hinweise für Zutreffen der Erwartung	Vergleich des Verlangens
Durchführung		Das Verarbeitungsexperiment wird durchgeführt.
Ergebnis der Umsetzung		Vorstellung der kurzfristigen Konsequenzen erhöht das Verlangen.
Schlussfolgerung	Wie hilfreich sind das problem-bezogene und das alternative Verarbeitungs-muster? (0–100 %)	Ich kann durch Vorstellung der langfristigen Konsequenzen mein Verlangen nach Alkohol reduzieren und mein Trink-problem in den Griff bekommen.

Abbildung 46: Beispiel für ein Verarbeitungsexperiment bei problematischem Alkohol-konsum

Arbeitsblatt: Verhaltensexperiment		
Überzeugung	Negative Überzeugung	Nur wenn ich Alkohol trinke, finde ich bei anderen Personen Anerkennung.
	Wie sehr bin ich überzeugt? (0–100 %)	90%
	Ggf. Alternativüberzeugung	Ich finde bei anderen Personen auch Anerkennung, wenn ich keinen Alkohol trinke.
Situation und Zeitpunkt		Verabredung mit dem Bekannten in einer Bar
Negative Erwartung		Der Bekannte wird sehr ablehnend reagieren, wenn er erfährt, dass ich keinen Alkohol trinke.
Experiment	Verhalten, das gezeigt werden soll	Ich werde mir ein alkoholfreies Bier bestellen und erzählen, dass ich keinen Alkohol mehr trinke. Ich werde mit ihm über persönliche Themen sprechen, aber auch offen sein für die Themen, die er einbringt.
	Hinweise für Zutreffen der Erwartung	Ich achte darauf, ob der Bekannte negativ reagiert, mich zum Beispiel erschrocken anschaut, den Kopf schüttelt, Unverständnis äußert, frühzeitig das Treffen beendet.
	Reaktionen, die unterlassen werden sollen	Ich unterlasse Sicherheitsverhalten (Entschuldigungen, Ironie, Gegenangriff auf „Trinker") und richte meine Aufmerksamkeit nach außen.
Selbstmotivierung (Gründe für Umsetzung)		Ich kann nicht mehr wie bisher damit weitermachen, nur aus Opportunismus meine Zukunft zu zerstören. Ich will zu meiner Entscheidung, keinen Alkohol zu trinken, stehen können.
Durchführung		Das Verhaltensexperiment wird durchgeführt.
Ergebnis der Umsetzung		Ich habe alles umgesetzt, wie besprochen. Ich habe schon beim Bestellen der Getränke erzählt, dass ich mich entschieden habe, keinen Alkohol mehr zu trinken. Der Bekannte hat mir zunächst verwundert, dann aber auch interessiert zugehört und teilweise zugestimmt, weil auch er die Alkoholexzesse nicht mehr mag, auch wenn er weiterhin Alkohol in Maßen trinken will. Insgesamt lief das Gespräch besser als gedacht. Wir haben uns auch über persönliche Themen unterhalten und uns am Schluss für ein nächstes Treffen verabredet. Es gab keinen Hinweis auf Ablehnung.
Schlussfolgerung (Wie sehr bin ich jetzt von negativer Erwartung überzeugt? (0–100 %)		Es wird wohl so sein, dass die Ablehnung von Alkoholabstinenz unter Gleichaltrigen sehr geteilt ist (50%). Bei bestimmten Menschen werde ich Verständnis für meine Entscheidung, keinen Alkohol zu trinken, finden. Zu denjenigen, die dies nicht akzeptieren, will ich keinen Kontakt haben. Ohnehin waren die „Kumpels" nicht wirklich Freunde, sie tun mir nicht gut.

Abbildung 47: Beispiel für ein Verhaltensexperiment zur Erwartung, wegen Abstinenz abgelehnt zu werden

5.12 Perfektionismus bei restriktivem Essverhalten (Anorexie)

Perfektionismus, Leistungsstreben

Eine 45-jährige Patientin, Betriebswirtin in einer Bank, litt unter starken Belastungen aufgrund von Stress am Arbeitsplatz und permanenten Konflikten mit dem Expartner. Generell kann sie sich kaum etwas gönnen, auch die Freizeit ist vornehmlich durch die Belastung als mehr oder weniger alleinerziehende Mutter einer sechsjährigen Tochter geprägt. Ihr Gewicht lag seit ihrer Pubertät nur knapp über der Grenze zur Anorexie (BMI=18). Sie litt unter einem extrem negativen Selbstwertgefühl, das durch demütigendes Mobbing des Vorgesetzten, die permanenten Angriffe des Expartners und auch der Abwertung durch die eigene Mutter noch verschärft wurde. Aufgrund ihrer perfektionistischen Grundüberzeugungen versuchte sie jedoch, sich den Erwartungen der anderen anzupassen und die Situation unter Kontrolle zu halten. Um die berufliche Position nicht zu verlieren, arbeitete sie trotz der extremen psychischen Belastung exzessiv.

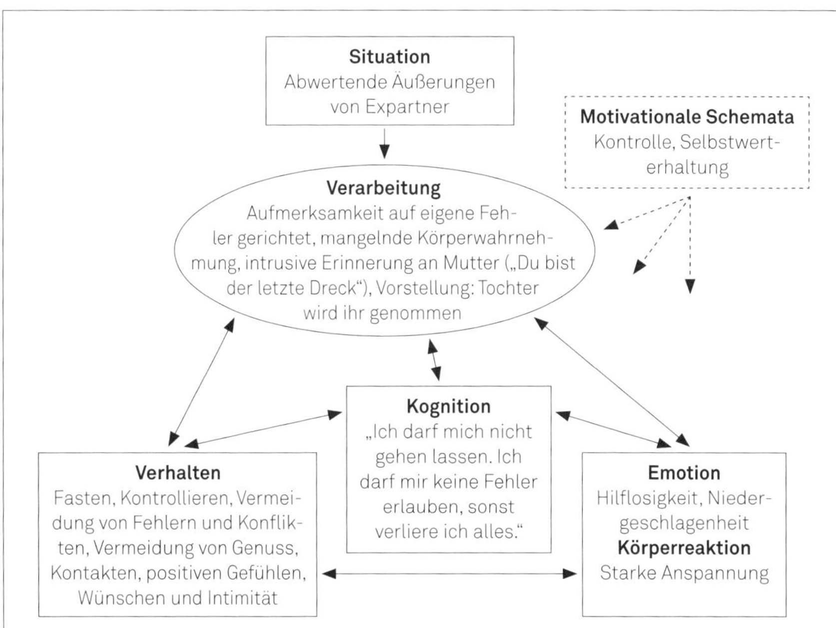

Abbildung 48: Erklärungsmodell zu Perfektionismus bei restriktivem Essverhalten

Aus dem gemeinsam abgeleiteten Erklärungsmodell (vgl. Abbildung 48) wurde zunächst als erster Therapieschritt die Stärkung des Selbstwertgefühls (vgl. Kapitel 5.3) und die Fähigkeit zur sozial kompetenten Abgrenzung von abwertendem Verhalten anderer abgeleitet. Dies führte zu einer ersten deutlichen Reduktion der psychischen Belastung. In einem weiteren Schritt wurden das exzessive Leistungsstreben und der rigide Perfektionismus angegangen. Ein Verhaltensexperiment richtete sich auf die Überprüfung der Überzeugung, dass ein Fehler in der Versorgung der Tochter zu katastrophalen Konsequenzen führen würde (vgl. Abbildung 49).

Fehler sind eine Katastrophe

Die Patientin setzte die Erfahrungen aus dem Verhaltensexperiment nicht nur in der Organisation der Versorgung der Tochter um, sondern auch an ihrer Arbeitsstelle. Dort war ihre Position aufgrund von Umstrukturierungsmaßnahmen so ungünstig, dass ihr auch trotz hoher Arbeitsleistung gekündigt wurde. Sie konnte jedoch Einsicht in die Mobbingstrategie ihres Vorgesetzten finden und bewarb sich nach einiger Zeit auch erfolgreich auf eine andere Stelle, in der sie sich wohlfühlte und Anerkennung fand.

Restriktives Essen

Nun konzentrierte sich die Therapie auf das restriktive Essverhalten, das auch durch Esstagebücher und Pläne zur Normalisierung des Essens nicht verändert werden konnte. Als Kernproblem stellte sich nicht die Angst vor dem Dickwerden, sondern Anhedonie bzw. Vermeidung von positiven Körperempfindungen und Emotionen aufgrund einer starken Selbstabwertung heraus. Diese motivationalen Muster waren eng mit einer ablehnenden Haltung sich selbst gegenüber verbunden und auf eine extreme Entfremdung von körperlichen Bedürfnissen und Empfindungen zurückzuführen. Ein exploratives Verarbeitungsexperiment (vgl. Abbildung 50), das Elemente eines Genusstrainings enthielt, sollte der Patientin helfen, die Wahrnehmung körperlicher Bedürfnisse und von Wohlbefinden zu verbessern. Dieses sollte sich vor allem auf das Riechen und Schmecken von bestimmten Nahrungsmitteln konzentrieren. Hierzu sollte die Patientin eine Liste von Nahrungsmitteln anfertigen und einschätzen, wie gerne sie diese isst (0–100). Dann sollte sie in die Therapiesitzung zwei Speisen mitbringen, die sie mag; die Patientin brachte eine geschälte Gurke und Joghurt mit.

Genusserfahrung

Die Patientin nahm sich vor, beim Essen bewusster das wahrzunehmen, was sie schmeckt. Dies wurde durch das Führen eines Tagebuchs unterstützt, in dem sie festhielt, wie angenehm das Essen war. Zudem sollte sie regelmäßig die Liste der Speisen hinsichtlich ihrer Bewertung prüfen, um Veränderungen wahrzunehmen. Hierdurch konnte sie mit der Zeit auch feststellen, dass sie intensiv schmeckende Speisen vermied. Sie wurde angeregt, sich nicht unter Druck zu setzen, sondern ausschließlich an eigenen Vorlieben zu orientieren. Zudem wurde sie ermutigt, einige der Genussregeln, die sie sinnvoll empfand, weiterzuführen. Weitere Verhaltensexperimente waren darauf ausgerichtet, die negativen Erwartungen, die sie mit dem Essen bestimmter Speisen verband, zu testen. Gleichzeitig wurden auch gezielt Vorstellungen eingesetzt, um positive Erwartungen bezüglich des Geschmacks von präferierten Speisen zu erzeugen.

Arbeitsblatt: Verhaltensexperiment		
Überzeugung	Negative Überzeugung	Wenn ich die Wohnung nicht 100-prozentig sauber habe, wird man mir vorwerfen, dass ich mein Kind dem Chaos überlasse, und es mir wegnehmen.
	Wie sehr bin ich überzeugt? (0–100 %)	90%
	Ggf. Alternativüberzeugung	Wenn mal etwas herumliegt, bedeutet das nicht, dass ich eine schlechte Mutter bin. Wenn mein Expartner mich angreift, werden Außenstehende sofort wahrnehmen, dass das etwas mit seinem gekränkten Ego zu tun hat.
Situation und Zeitpunkt		Wochenende, Expartner holt Tochter ab
Negative Erwartung		Der Expartner wird sich umsehen und alles, was nicht aufgeräumt ist, dem Jugendamt melden. Das Jugendamt wird mich dann kontrollieren.
Experiment	Verhalten, das gezeigt werden soll	Ich werde das Kinderzimmer nicht extra aufräumen. Ich werde meinen Expartner auch nicht in meiner Wohnung herumgehen lassen, damit er sich überall umschaut.
	Hinweise für Zutreffen der Erwartung	Das Jugendamt ruft an und bittet um einen Termin für eine Aussprache.
	Reaktionen, die unterlassen werden sollen	Ich werde keine Diskussionen mit dem Expartner eingehen. Ich unterlasse auch Sicherheitsverhalten (z.B. mich für die Unordnung zu entschuldigen). Ich warte nicht, ob sich das Jugendamt meldet.
Selbstmotivierung (Gründe für Umsetzung)		Ich will mir nicht so viel Stress machen und mich von dem Druck befreien, der ständig durch die Erwartungen anderer entsteht. Ich will nach meinen eigenen Standards leben, nicht nach denen meines Expartners oder meiner Mutter. Ich ziehe jetzt mehr Grenzen und tue das, was ich will, und nicht, was andere wollen.
Durchführung		Das Verhaltensexperiment wird durchgeführt.
Ergebnis der Umsetzung		Ich habe mich so verhalten, wie geplant. Ich habe nicht das Zimmer unserer Tochter aufgeräumt. Als er kam, habe ich ihm lediglich den Zugang zu ihrem Zimmer gewährt, und er hat sich auch daran gehalten. Ich konnte mich auch innerlich von dem Druck befreien, für die Unordnung bei unserer Tochter verantwortlich zu sein. Es gab danach keinen Anruf vom Jugendamt.
Schlussfolgerung (Wie sehr bin ich jetzt von negativer Erwartung überzeugt? (0–100 %)		Dass Fehler oder Unordnung von anderen bestraft werden, ist nicht so zwingend, wie ich dachte (50%). Wahrscheinlich hängen die Konflikte, die ich derzeit habe, auch damit zusammen, dass es leichter fällt, mich unter Druck zu setzen, die Dinge zu tun, die andere wollen, indem man mir Fehler vorwirft. Darauf lasse ich mich nicht mehr ein.

Abbildung 49: Beispiel für ein Verhaltensexperiment zu Perfektionismus

Arbeitsblatt: Verarbeitungsexperiment		
Situation und Zeitpunkt		*In der Therapiesitzung*
Experiment	Problembezogenes Verarbeitungsmuster	*Erster Durchgang: Essen „wie immer“ (beide Speisen).* *Anschließend: Bewertung, wie angenehm das Essen war (0-100; 100=sehr angenehm/großer Genuss).*
	Alternatives Verarbeitungsmuster	*Zweiter Durchgang: Erst riechen und den Geruch beschreiben, dann essen (beide Speisen).* *Anschließend: Bewertung, wie angenehm das Essen war (0-100; 100=sehr angenehm/großer Genuss).* *Dritter Durchgang: Erst riechen und den Geruch beschreiben, dann Essen und dabei den Geschmack beschreiben (beide Speisen).* *Anschließend: Bewertung, wie angenehm das Essen war (0-100; 100=sehr angenehm/großer Genuss).*
	Hinweise für Zutreffen der Erwartung	*Vergleich der Bewertung*
Durchführung		Das Verarbeitungsexperiment wird durchgeführt.
Ergebnis der Umsetzung		*Die Bewertung war beim dritten Durchgang etwas positiver (von 20 auf 30).*
Schlussfolgerung	Wie hilfreich sind das problembezogene und das alternative Verarbeitungsmuster? (0–100 %)	*Beim Essen bewusst zu riechen und zu schmecken, macht das Essen etwas angenehmer als „mechanisches“ Essen. Bis zum Genießen ist es noch weit. Ich muss lernen, mir zuzugestehen, dass Genießen erlaubt ist, und mehr darauf achten, was ich empfinde.*

Abbildung 50: Beispiel für ein exploratives Verarbeitungsexperiment bei restriktivem Essverhalten

5.13 Übermäßiges sexuelles Verlangen und Überlegenheitsdenken (Narzissmus)

Triebhaftigkeit, Überlegenheitsdenken

Ein 55-jähriger Unternehmensberater lebte getrennt von seiner Frau. Die beiden Kinder, eine Tochter und ein Sohn, waren erwachsen. Als Hauptproblem nannte der Patient die Schwierigkeit, seine ausgeprägte Lust auf Sexualität mit seinen Partnerinnen zu teilen. Er erlebte täglich ein unaufschiebbares Bedürfnis nach Geschlechtsverkehr oder Selbstbefriedigung, das bereits seit der frühen Pubertät bestand. Er hatte deshalb seine Frau wie auch seine gegenwärtige Partnerin betrogen und suchte auch Prostituierte auf. Zuletzt hatte er seine Partnerin betrogen, indem er mit seiner getrennt lebenden Ehefrau geschlafen hatte. Die übermäßig ausgeprägte Triebhaftigkeit und Promiskuität beschämten ihn auch vor seinen Kindern. Zusätzlich litt er unter aggressiven Impulsen, die sich mitunter auch in starken Auseinandersetzungen im Berufsleben zeigten. Da er sich über die „Stümperhaftigkeit" von Kolleg:innen und Mitarbeiter:innen aufregte, machte er sich schließlich selbstständig. In sexuellen Beziehungen zu Partnerinnen sowie in Beziehungen zu Arbeitskolleg:innen spielte seine Überzeugung eine wichtige Rolle, überlegen und „einfach besser" zu sein und deshalb auch eine

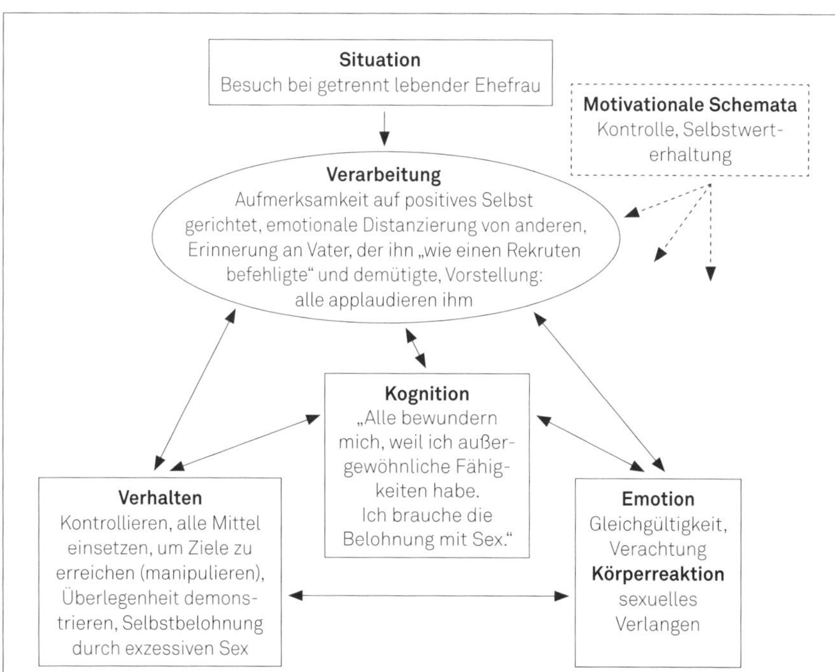

Abbildung 51: Erklärungsmodell zu übermäßigem sexuellem Verlangen und Überlegenheitsdenken (Narzissmus)

Sonderrolle beanspruchen zu können. In den Berichten zeigte der Patient Verständnis dafür, dass andere unter ihm leiden; jedoch war dies für ihn nicht emotional belastend. In seiner Kindheit litt er sehr unter dem abwertenden Vater, ein Offizier, der die ganze Familie tyrannisierte.

In der gemeinsamen Ableitung eines Erklärungsmodells wurde vermieden, negativ wertende Begriffe für die deutlich narzisstischen Erlebnismuster des Patienten zu verwenden und das exzessive sexuelle Verlangen in einen Zusammenhang mit dem Beziehungsmuster zu Frauen zu stellen (vgl. Abbildung 51). Gleichzeitig wurden die Werte besprochen, die den Lebensmotiven des Patienten zugrunde liegen, unter anderem Leistung und Macht. In einem explorativen Verhaltensexperiment sollte zunächst herausgefunden werden, wie sich sexuelle Abstinenz auf seine Gefühle und zwischenmenschlichen Beziehungen auswirkt (vgl. Abbildung 52).

Leistung und Macht

Vermeidung von Demütigung und Abwertung

Das Verhaltensexperiment zeigte dem Patienten, dass das übermäßige Verlangen nach Sex auch aus dem Wunsch entstand, negative Erlebnisse von Abwertung und Demütigung zu vermeiden. Im weiteren Verlauf der Therapie wurden auch die Zusammenhänge zu belastenden biografischen Erfahrungen, insbesondere das kränkende Verhalten des Vaters, hergestellt. In schematherapeutischen Interventionen wurden die Muster des vernachlässigten Kind-Ichs, des strafenden inneren Kritikers bzw. Eltern-Ichs und die Kompensation der Selbstabwertung durch übermäßige sexuelle Aktivitäten erarbeitet. Mithilfe von Imagery Rescripting und Stuhldialogen wurden die intensiven Affekte von Demütigung und Wut, die Flucht in das Überlegenheitsdenken sowie die manipulativen Strategien zur Sicherung der Überlegenheit aufgearbeitet. Zusätzlich wurden auch das stark kompetitive Verhalten im Arbeitsleben und die Konzentration auf Macht und Leistung als grundlegende motivationale Schemata identifiziert und weitere Verhaltensexperimente eingeplant, um neue Erlebnis- und Verhaltensweisen auszuprobieren.

Arbeitsblatt: Verhaltensexperiment		
Überzeugung	Negative Überzeugung	Nur eine ständige sexuelle Befriedigung gibt mir eine Anerkennung meiner besonderen Stärken als Mann.
	Wie sehr bin ich überzeugt? (0–100%)	80%
	Ggf. Alternativüberzeugung	Bei Abstinenz kann ich besser erkennen, welche anderen Seiten meiner Persönlichkeit wertgeschätzt werden.
Situation und Zeitpunkt		Wochenende, Treffen mit Partnerin
Negative Erwartung		Ich werde mich langweilen, und mir wird es sehr schlecht gehen. Meine Partnerin wird mich für einen Schlappschwanz halten.
Experiment	Verhalten, das gezeigt werden soll	Ich werde nicht mit ihr schlafen, sondern mit ihr Essen gehen und mich unterhalten.
	Hinweise für Zutreffen der Erwartung	Meine Partnerin wird sich überlegen verhalten und mich demütigen (ironische Sticheleien, herablassende Äußerungen, Rückzug).
	Reaktionen, die unterlassen werden sollen	Ich werde nicht das Gespräch dominieren und „tolle Geschichten" erzählen, sondern ihr meine Aufmerksamkeit geben und ihr Raum für eigene Themen geben. Ich werde darauf achten, ob ich ihre Gefühle nachvollziehen kann.
Selbstmotivierung (Gründe für Umsetzung)		Ich will lernen, nicht immer in die Überlegenheit zu flüchten und andere zu dominieren.
Durchführung		Das Verhaltensexperiment wird durchgeführt.
Ergebnis der Umsetzung		Ich habe meine Partnerin zum Essen eingeladen und mich mit ihr in Ruhe unterhalten. Es kamen einige Themen zur Sprache, die sonst nicht auf den Tisch kamen. Das war teilweise unangenehm, aber am Schluss hatte ich das Gefühl, wir sind uns nähergekommen. Ich habe danach nicht mit ihr geschlafen, sondern wir haben uns im Bett nur umarmt.
Schlussfolgerung (Wie sehr bin ich jetzt von negativer Erwartung überzeugt? (0–100%)		Wenn ich keinen Sex mit meiner Partnerin habe, führt dies nicht wie erwartet zu Langeweile oder zu Abwertung durch meine Partnerin (10%). Allerdings muss ich erst noch lernen, mich in positiver Weise mit ihr zu unterhalten und nicht zu versuchen, mein Selbstwertgefühl auf ihre Kosten zu stärken. Vielleicht betrüge ich mich sogar selbst, wenn ich immer nur Sex haben will, weil ich dadurch nicht die Intimität bekomme, die ich mir auch wünsche. Andererseits merke ich, dass mir etwas fehlt, wenn ich keinen Sex habe.

Abbildung 52: Beispiel für ein exploratives Verhaltensexperiment zu exzessivem sexuellem Verlangen

5.14 Paranoides Denken und Misstrauen (Paranoide Persönlichkeitsstörung)

Extremes Misstrauen

Ein 39-jähriger Patient, ledig, von Beruf Physiker in einem Wirtschaftsunternehmen, flüchtete vor 14 Jahren aus dem Nahen Osten nach Deutschland. Er litt unter Mobbing in sozialen und beruflichen Beziehungen und fühlte sich von anderen Menschen „schikaniert". In seiner Familie spielte er die Rolle eines „schwarzen Schafs"; sein Vater, selbst psychisch krank, hatte ihn mit autoritärer Willkür manipuliert und kontrolliert. Seit einem Auslandsstudium, bereits vor der Flucht, lebte er in sozialer Isolation. Er war überzeugt, dass andere ihm schaden wollen, fühlte sich ruhelos und erwartete permanent, dass andere ihn angreifen, betrügen oder verletzen könnten. Er hatte keine Freunde und konnte nie eine vertrauensvolle, feste Partnerschaft entwickeln. Vor zehn Jahren war er wegen einer paranoiden Psychose in stationäre psychiatrische Behandlung überwiesen worden; er selbst schildert den Anlass als „Nervenzusammenbruch" nach einer Anhäufung von Konflikten mit Kolleg:innen und Nachbar:innen. Zum Zeitpunkt der Therapie waren akute Wahnsymptome, Halluzinationen und auch Negativsymptome einer Schizophrenie nicht feststellbar.

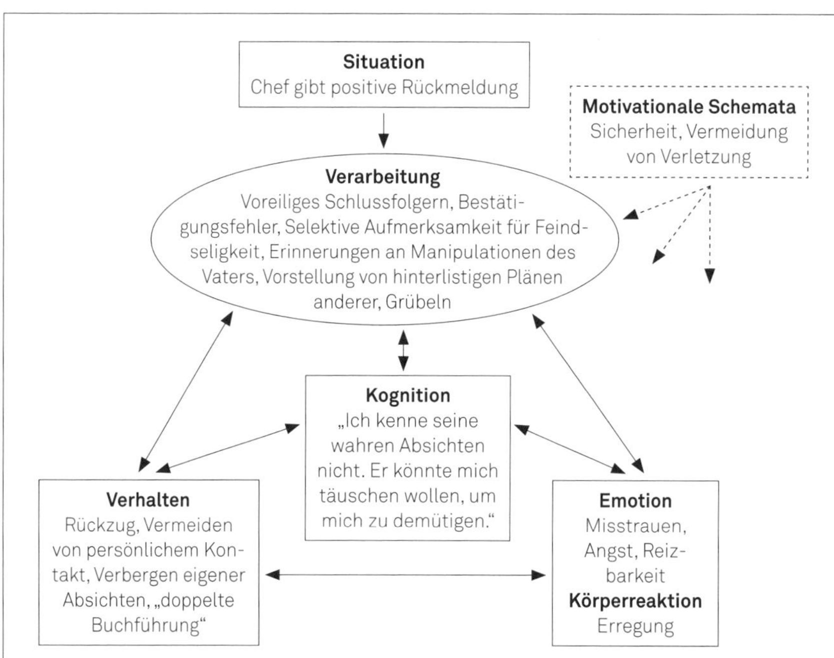

Abbildung 53: Erklärungsmodell für Misstrauen (paranoide Persönlichkeitsstörung)

Nach einer längeren Anfangsphase, die dem Aufbau einer verlässlichen therapeutischen Beziehung diente, wurden als zentrales Problem das intensive Misstrauen und die hieraus resultierenden psychischen Belastungen definiert. Die Zusammenhänge mit unterschiedlichen Verarbeitungsprozessen und Verhaltensweisen wurden in einem Erklärungsmodell zusammengefasst (vgl. Abbildung 53).

Zunächst wurden die Auswirkungen von voreiligem Schlussfolgern auf die Beurteilung anderer Menschen in einem Verarbeitungsexperiment in der Sitzung verdeutlicht. Der Patient wurde gebeten, fünf positive und fünf negative Eigenschaften zu nennen; diese wurden auf kleine Zettel geschrieben und verdeckt auf zwei gleich große Stapel verteilt. Der Patient wurde nun angeleitet, dass der eine Stapel Eigenschaften einer neutralen Person (z. B. Verkäufer im Supermarkt) enthalte und er so früh wie möglich erraten sollte, ob der Stapel mehrheitlich positiv oder negativ ist, sobald er sich sicher war. Dann deckte der Therapeut nacheinander die Zettel des Stapels auf und fragte jeweils den Patienten, ob er zu einer Vorhersage bereit wäre. In einem weiteren Durchgang repräsentierte der andere Stapel dann die Eigenschaften seines Chefs, und erneut sollte er erraten, ob insgesamt negative oder positive Eigenschaften überwiegen. Das Ergebnis des ersten Durchgangs war, dass der Patient bereits nach zwei Karten sicher war, dass die Eigenschaften des Verkäufers überwiegend positiv waren (die beiden Karten wurden wieder herumgedreht). Nun wurde der zweite Stapel vorhergesagt; jedoch war der Patient diesmal bereits vor Aufdecken der ersten Karte sicher, dass der Stapel des Chefs insgesamt negativ ist.

Entscheidungsverhalten analysieren

Daraufhin wurden mit dem Patienten seine Entscheidungsprozesse analysiert. Insbesondere wurde er gefragt, worauf sein Urteil jeweils gründete. Erst danach wurden die Karten aufgedeckt und mit den Entscheidungen des Patienten verglichen. Festgehalten wurde, dass Vorhersagen auf der Grundlage von Intuition oder von gründlicherem Nachdenken erfolgen. *Vor*urteile über andere Personen können bei intuitiven Vorhersagen einen größeren Einfluss haben als bei gründlicheren Analysen. Diese Zusammenhänge sollte der Patient nun in einem weiteren Verarbeitungsexperiment als Hausaufgabe überprüfen, indem er die Auswirkungen von intuitivem und analytischem Schlussfolgern auf Erwartungen im Alltag beobachten sollte (vgl. Abbildung 54).

Arbeitsblatt: Verarbeitungsexperiment		
Situation und Zeitpunkt		Zwischen den Therapiesitzungen
Experiment	Problembezogenes Verarbeitungs-muster	Vor Arbeitsbeginn Vorhersagen über die Reaktionen von Kolleg:innen auf Ereignisse am Tag treffen. An drei Tagen intuitiv schlussfolgern und die Schlussfolgerungen notieren. Anschließend: Das Zutreffen der Schlussfolgerungen einschätzen („ja", „teilweise" oder „nein").
	Alternatives Verarbeitungs-muster	An drei Tagen gründlich mit Pro- und Contra-Argumenten schlussfolgern und die Schlussfolgerungen notieren. Anschließend: Das Zutreffen der Schlussfolgerungen einschätzen („ja", „teilweise" oder „nein").
	Hinweise für Zutreffen der Erwartung	Vergleich des Zutreffens der Schlussfolgerungen.
Durchführung		Das Verarbeitungsexperiment wird durchgeführt.
Ergebnis der Umsetzung		Vorhersagen auf Basis gründlicher Schlussfolgerung führen zu realistischeren Einschätzungen.
Schlussfolgerung	Wie hilfreich sind das problem-bezogene und das alternative Verarbeitungs-muster? (0–100 %)	Durch intuitive, vorschnelle Schlussfolgerungen komme ich oftmals zu Fehleinschätzungen. Eine bewusstere und gründlichere Berücksichtigung, was dafür oder dagegen spricht, hilft mir.

Abbildung 54: Beispiel für ein Verarbeitungsexperiment bei voreiligem Schlussfolgern

Pro und Contra benennen

Der Patient hatte zunächst Schwierigkeiten, Pro und Contra bezüglich der Vorhersage anderer zu nennen. Deshalb wurde in der Sitzung anhand von notierten Beispielen analysiert, welche Argumente für oder gegen eine bestimmte Vorhersage sprachen. Der Patient konnte anhand dieses Verarbeitungsexperimentes schließlich seine Tendenz zur willkürlichen Schlussfolgerung besser zugunsten einer differenzierteren, gründlicheren Herleitung von Vorhersagen verändern.

In einem explorativen Verhaltensexperiment wurde das Festhalten an Vorhersagen, die sich als unzutreffend erwiesen hatten, aufgegriffen (vgl. Abbildung 55). Als Kontext wurde zunächst die Nachbarschaft gewählt, da hier die Rigidität der Überzeugungen geringer war als im beruflichen Bereich. Ein Nachbar hatte den Ärger des Patienten auf sich gezogen, weil er sich ihm gegenüber über Dreck im Treppenhaus beschwert hatte. Dies wertete der Patient als Evidenz dafür, dass dieser den Patienten verdächtigt und ihn auch gegenüber den anderen Nachbar:innen beschuldigt hätte. Um das eigene Urteil zu überprüfen, wurde eine andere Person einbezogen, die dem Patienten vertrauenswürdig erschien. Der Patient wählte für diesen Zweck einen Nachbarn, den er als eher freundlich einschätzte.

Feindseligkeit als Fehlinterpretation

Dem Patienten fiel es schwer, sein Misstrauen gegenüber anderen Menschen abzubauen. Ihm half jedoch die Erklärung, dass er durch die Erfahrungen in seiner Kindheit gelernt hatte, dass Misstrauen in bestimmten Situationen berechtigt ist. Aufgrund der Isolation sei es allerdings schwierig für ihn gewesen, herauszufinden, ob dieses Misstrauen außerhalb der Familie auch berechtigt sei. Dieser Lernvorgang sei nun aber wichtig, um das Bedürfnis nach vertrauensvollen Beziehungen mit dem Bedürfnis nach Sicherheit zu verbinden. Es wurden nun explorative Verhaltensexperimente geplant, in denen der Patient automatisierte Gedanken wie „Andere reden über mich“ durch Pro- und Contra-Analysen in einem Gedankentagebuch gründlicher prüfen sollte. Dem Patienten gelang es auf diese Weise, die vorschnelle Fehlinterpretation der Handlungen anderer Menschen als feindselig zu überprüfen und die Perspektive anderer besser wahrzunehmen.

Arbeitsblatt: Verhaltensexperiment		
Überzeugung	Negative Überzeugung	Ich kann andere Menschen gut einschätzen. Sie reden Schlechtes über mich.
	Wie sehr bin ich überzeugt? (0–100 %)	100%
	Ggf. Alternativüberzeugung	Nicht jeder Mensch meint mich, wenn er verärgert ist.
Situation und Zeitpunkt		Begegnung mit „vertrauenswürdigem" Nachbarn auf dem Flur
Negative Erwartung		Ich werde erfahren, dass der verärgerte Nachbar mich denunziert.
Experiment	Verhalten, das gezeigt werden soll	Ich werde den vertrauenswürdigen Nachbarn fragen, ob er etwas darüber weiß, wer den Dreck im Treppenhaus verursacht hat.
	Hinweise für Zutreffen der Erwartung	Ich achte darauf, ob der Nachbar auffällig reagiert, zum Beispiel erschrocken schaut, verlegen den Kopf abwendet, oder offen anspricht, dass man mich verdächtigt.
	Reaktionen, die unterlassen werden sollen	Ich unterlasse Sicherheitsverhalten (Anspielungen, Ironie, präventives Verteidigen) und richte meine Aufmerksamkeit nach außen.
Selbstmotivierung (Gründe für Umsetzung)		Vielleicht kann ich durch den Abbau meines Misstrauens meine Einsamkeit überwinden.
Durchführung		Das Verhaltensexperiment wird durchgeführt.
Ergebnis der Umsetzung		Der vertrauenswürdige Nachbar gab bereitwillig die Auskunft, dass das nicht klar sei. Auf die Nachfrage, was denn der verärgerte Nachbar denkt, fügte er lediglich hinzu, dass dieser sich wohl wieder abgeregt habe. Es gab keinen Hinweis darauf, dass ich verdächtigt werde. Der Nachbar fügte hinzu, dass es wohl ungesund ist, wenn man sich zu viel über Kleinigkeiten im Alltag ärgert. Er hat mich dann nach meinem Befinden gefragt und war sehr an meiner beruflichen Tätigkeit interessiert.
Schlussfolgerung (Wie sehr bin ich jetzt von negativer Erwartung überzeugt? (0–100 %)		Es könnte sein, dass der verärgerte Nachbar nicht lange über den Schuldigen für den Dreck nachgedacht hat; aber es könnte auch sein, dass ich doch recht habe und er über seinen Verdacht schweigt (90%). Ich sollte vorsichtig sein. Zumindest dem vertrauenswürdigen Nachbarn kann ich trauen.

Abbildung 55: Beispiel für ein exploratives Verhaltensexperiment zur Bestätigungstendenz bei negativen Vorurteilen

5.15 Maladaptive Regulation negativer Affekte und Selbstverletzung (Borderline-Persönlichkeitsstörung)

Eine 39-jährige Patientin in Ausbildung zur Logopädin, Mutter zweier Kinder, litt unter wiederkehrenden Depressionen mit Suizidgedanken und chronischer Selbstverletzung. Die Kindheit war sehr belastend gewesen. Vor allem der Vater hatte sie stets sehr schlecht behandelt, Schläge und auch verbale Abwertungen waren an der Tagesordnung. Sie konnte ihm nichts recht machen und wurde nicht nur mit Schlägen, sondern auch mit Liebesentzug, Wegnahme von Spielsachen usw. bestraft, egal was sie gemacht hatte. Bereits als Jugendliche hatte sie die Gewohnheit entwickelt, sich mit Zigaretten am Arm oder anderen Stellen des Körpers Verbrennungen zuzufügen, wodurch die innere Anspannung nachließ.

Sie gab auch an, unter Verlustangst bezüglich ihres Partners und Aggressionen zu leiden. Diese mit starker Spannung verbundenen Gefühle versuchte sie regelmäßig durch Alkohol zu dämpfen. Das selbstverletzende Verhalten wurde jedoch von Attacken intensivster Anspannung ausgelöst, ohne dass sie bestimmte Gefühle oder Auslöser benennen konnte.

Dissoziationen entgegenwirken

In der Regel gingen diese Hochspannungssituationen mit Dissoziation einher. Die Patientin schaltete dann innerlich „ab“ und nahm die gegenwärtige Situation und ihr eigenes Handeln nicht mehr wahr. Allerdings zeigte sie Dissoziationen auch in belastenden Gesprächssituationen in der Therapie. Aufgrund der leichten Auslösbarkeit durch intensive Affekte wurden zu Beginn der Therapie zunächst Techniken eingesetzt, die gleichzeitig dem Spannungsaufbau und Risiko einer Dissoziation entgegenwirken und in der Therapiesituation anwendbar waren (d.h. gezielte Fragen zu sensorischem Input, „5-4-3-2-1“-Übung).

Angesichts der Schwierigkeit, die Abläufe in Hochspannungssituationen in distanzierter Form wahrzunehmen, war die Ableitung eines differenzierteren Erklärungsmodells vorerst nicht möglich. Zunächst sollte die Spannungskontrolle verbessert werden. Hierzu wurde die Patientin angeleitet, täglich ihre Spannung einzuschätzen und in sogenannte Spannungskurven einzutragen. Wenn die Spannung ein bestimmtes Maß überschritt, sollte die Patientin anstelle von Selbstverletzung oder Alkoholkonsum unschädliche, adaptivere Bewältigungstechniken („Skills“) anwenden. Neben bestimmten vorgegebenen Standardstrategien wurde sie dazu angeregt, zur Bewältigung von Hochspannungssituationen auch eigene Techniken auszuprobieren, die mit starken sensorischen Reizen einhergehen.

Gleichzeitig wurde die Schwierigkeit angegangen, Emotionen differenzierter wahrzunehmen. Im Sinn einer Psychoedukation wurden die Primär-

Arbeitsblatt: Verarbeitungsexperiment		
Situation und Zeitpunkt		Tägliche Erfassung von Bewältigungsstrategien („guter Geist") und Emotionswahrnehmung („innerer Beobachter") über einen Zeitraum von vier Wochen
Experiment	Problembezogenes Verarbeitungsmuster	Zwei Wochen lang Bewältigungstechniken in Hochspannungssituationen erproben. Tägliche Einschätzung: Wie gut geht es mir körperlich und psychisch? (0-100; 100=sehr gut)
	Alternatives Verarbeitungsmuster	Zwei Wochen lang zusätzlich Emotionen und Auslöser erkennen (Fortsetzung der Anwendung von Bewältigungstechniken in Hochspannungssituationen). Tägliche Einschätzung: Wie gut geht es mir körperlich und psychisch? (0-100; 100=sehr gut)
	Hinweise für Zutreffen der Erwartung	Vergleich von körperlichem und psychischem Wohlbefinden in beiden Zeiträumen
Durchführung		Das Verarbeitungsexperiment wird durchgeführt.
Ergebnis der Umsetzung		In der ersten Phase habe ich einmal die Bewältigungsstrategie („guter Geist") angewandt, statt mich selbst zu verletzen. Nach einem Streit mit meinem Partner war dies jedoch nicht möglich und ich habe mich selbst verletzt – allerdings nicht so schwer wie sonst. Körperlich habe ich mich bald wieder wohlgefühlt (durchschnittlich 50). In der zweiten Phase habe ich mich psychisch mal besser und mal schlechter gefühlt. Die Beobachtung und Unterscheidung von Gefühlen war schwierig und erhöhte nicht das Wohlbefinden (40 vs. 50). Allerdings traten auch keine Hochspannungssituationen mehr auf.
Schlussfolgerung	Wie hilfreich sind das problembezogene und das alternative Verarbeitungsmuster? (0–100 %)	Die Anwendung der Bewältigungsstrategien („guter Geist") hilft zumindest, schwerwiegende Selbstverletzungen zu vermeiden. Allerdings fühle ich mich psychisch schlechter, wenn ich mich nicht selbst schädige. Die Beobachtung von Gefühlen und deren Auslöser („innerer Beobachter") hat den Nachteil, dass mir die belastenden Probleme noch bewusster werden. Allerdings könnte es mir längerfristig nutzen, dass ich mich besser verstehe, um besser mit meinen Problemen umgehen zu können.

Abbildung 56: Beispiel für ein Verarbeitungsexperiment zu Bewältigungsstrategien („guter Geist") und Emotionswahrnehmung („innerer Beobachter")

emotionen sowie typische Auslöser und Handlungsmuster besprochen (z.B. Bedrohung – Angst – Flucht). Die Ableitung von Sekundäremotionen aus Primäremotionen wurde mit dem Verhältnis von Grund- und Mischfarben verdeutlicht und einige Beispiele besprochen. Allerdings hatte die Patientin gelernt, solche aversiven Emotionen zu unterdrücken und zu vermeiden, da sie befürchtete, dass die bewusste Wahrnehmung „unerträglich" sei und sie daran „zerbreche".

Verarbeitungsexperiment zur besseren Emotionsregulation

Mit einem Verarbeitungsexperiment sollte nun die Fähigkeit verbessert werden, diese Emotionen zu erkennen und Gefühlswörtern zuzuordnen (vgl. Abbildung 56). Gleichzeitig sollte die Erprobung von Bewältigungsstrategien zum Umgang mit Hochspannungssituationen erfolgen; als aussichtsreichste unter den eigenen Strategien wurde kaltes Duschen festgehalten. Zur Veranschaulichung der Fähigkeiten zur Emotionsregulation wurden die Metaphern des „guten Geists", der aktiv handelt, und des „inneren Beobachters", der wahrnimmt und versteht, benutzt. Priorität hatte in den ersten beiden Wochen die Etablierung der Bewältigungsstrategien in Bezug auf das körperliche und psychische Wohlbefinden. Das körperliche Wohlbefinden beinhaltete dabei auch die Vermeidung möglicher Folgeschädigungen der Haut durch Selbstverletzung. In der Zeit danach („Beobachtungstage") wurde überprüft, welchen zusätzlichen Nutzen die Wahrnehmung und Benennung von Emotionen hat.

Aufgrund der Selbstbeobachtung von Emotionen und Auslösern war es nun auch besser möglich, ein Erklärungsmodell abzuleiten, dass die Zusammenhänge mit begleitenden Kognitionen und aufrechterhaltenden Verarbeitungsprozessen im Zusammenhang mit dem selbstverletzenden Verhalten besser veranschaulichen konnte (vgl. Abbildung 57).

Das Verarbeitungsexperiment förderte bei der Patientin auch die Motivation, Emotionen besser wahrzunehmen und mit Auslösern zu verknüpfen („innerer Beobachter"). Allerdings trat in der Anwendung der Bewältigungsstrategien bei Hochspannungssituationen das Problem zutage, dass die Patientin skeptisch war gegenüber der Nützlichkeit festgelegter Strategien. Die Exploration ergab, dass die Patientin davon überzeugt war, dass sie eine Strafe verdient habe und es noch schlimmer wird, wenn sie nicht sich selbst schädigt. Zudem verband sie mit dem „guten Geist" vor allem die Vorstellung, nur durch bloße Willenskraft und innere Stärke die Gefühle überwinden zu können. Diese Überzeugung wurde nun in einem Verhaltensexperiment überprüft (vgl. Abbildung 58).

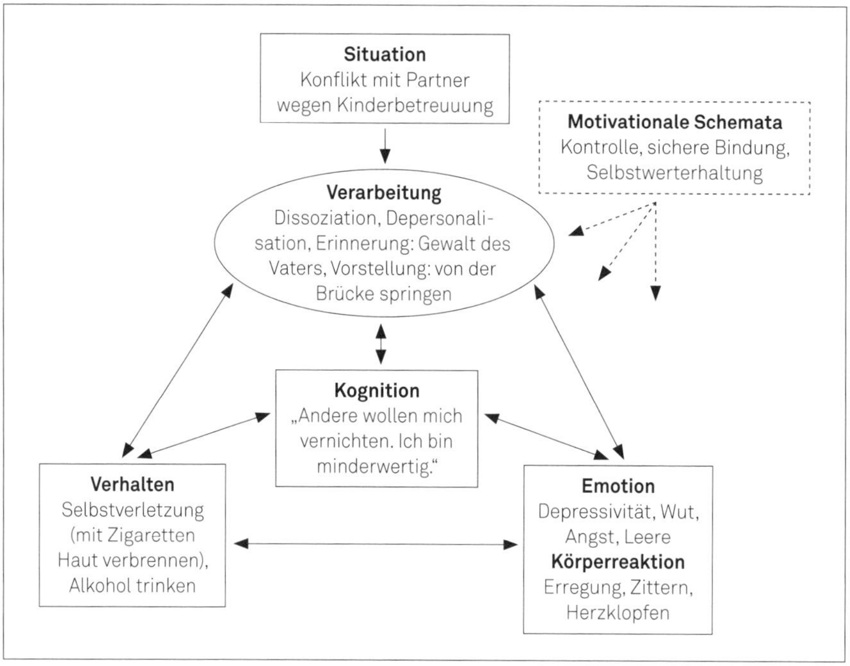

Abbildung 57: Erklärungsmodell zu selbstverletzendem Verhalten (Borderline-Persönlichkeitsstörung)

Die guten Erfahrungen mit der festgelegten Bewältigungsstrategie (kaltes Duschen) bestärkten die Patientin nun darin, feste Regeln aufzustellen, wie sie mit Hochspannungssituationen umging. Allerdings wurde auch die Notwendigkeit deutlicher, Problemsituationen aktiver bewältigen zu können, um das Risiko von Selbstverletzung zu senken. Beispiele hierfür waren die wiederkehrenden Probleme mit der Erziehung ihrer beiden Kinder, die 16 und 18 Jahren alt waren und auf deren wachsende Selbstständigkeit sie mit intensiver Trennungsangst reagierte. Die Versuche, die Kinder stärker an sich zu binden, verstärkten nicht nur die Konflikte mit ihnen, sondern auch mit dem Partner, der als Stiefvater autoritärere Erziehungsprinzipien vertrat. Durch ein Problemlöse- und Kommunikationstraining wurde die Patientin angeleitet, diese Konflikte konstruktiver lösen zu können. Schematherapeutische Techniken halfen ihr, die mit starken Emotionen einhergehenden Ängste und Aggressionen mit ihren biografischen Erfahrungen in Verbindung zu bringen und neue Perspektiven im Umgang mit ihren Kindern und ihrem Partner aufzubauen.

Arbeitsblatt: Verhaltensexperiment		
Überzeugung	Negative Überzeugung	Nur wenn ich mich selbst schädige, kann ich eine innere Ruhe finden.
	Wie sehr bin ich überzeugt? (0–100 %)	90%
	Ggf. Alternativüberzeugung	Mit Geduld und Selbstvertrauen finde ich Wege, besser mit Hochspannung umzugehen.
Situation und Zeitpunkt		Hochspannungssituation
Negative Erwartung		Ich werde mich nur noch schlimmer verletzen oder durchdrehen, wenn ich mich nicht wie gewohnt mit einer Zigarette verbrenne.
Experiment	Verhalten, das gezeigt werden soll	Ich werde mich bei Hochspannung kalt duschen und mich dann hinsetzen und erst einmal analysieren, was meine Anspannung ausgelöst hat. Dies halte ich in einem Tagebuch fest und werde es in der Therapie besprechen.
	Hinweise für Zutreffen der Erwartung	Nach dem Eintrag ins Tagebuch werde ich noch eine Weile Zeit verstreichen lassen, um zu beobachten, ob es mir wirklich schlechter geht, wenn ich wie geplant vorgehe. Zusätzlich werde ich mich dann mit der Frage konfrontieren, ob ich es wirklich verdient habe, dass es mir schlecht geht.
	Reaktionen, die unterlassen werden sollen	Ich werde mich nicht selbst verletzen und keinen Alkohol trinken.
Selbstmotivierung (Gründe für Umsetzung)		Die Selbstverletzung bringt mich in eine Sackgasse, in der ich nur Schuldgefühle und Scham erlebe. Ich will mehr dafür tun, dass es mir gut geht („guter Geist"). Wenn ich lerne, der Versuchung zur Selbstverletzung zu widerstehen, werde ich Selbstvertrauen entwickeln und besser mit den Herausforderungen meines Lebens zurechtkommen.
Durchführung		Das Verhaltensexperiment wird durchgeführt.
Ergebnis der Umsetzung		Ich habe in einer Hochspannungssituation alles gemacht, wie vereinbart: Ich habe mich kalt geduscht, statt mich selbst zu verletzen oder Alkohol zu trinken. Die Anspannung wie auch das Gefühl, mich schuldig bzw. schlecht zu fühlen, gingen nach dem Duschen wieder langsam zurück. Ich habe meine Eindrücke im Tagebuch festgehalten.
Schlussfolgerung (Wie sehr bin ich jetzt von negativer Erwartung überzeugt? (0–100 %)		Nicht nur meine Willenskraft („guter Geist"), sondern auch die entschlossene Durchführung der geplanten Handlung helfen mir, mit Hochspannungssituationen besser umzugehen. Sich selbst zu verbrennen, ist vom Verstand her falsch; allerdings war auch das Gefühl jetzt weniger als zuvor, dass mir etwas Schlimmes zustößt, wenn ich mich nicht selbst verletze.

Abbildung 58: Beispiel für ein Verhaltensexperiment zur Erwartung, ohne Selbstverletzung schlimme Konsequenzen tragen zu müssen

5.16 Maladaptive Regulation positiver Affekte (Bipolare Störung)

Manisch-depressive Muster

Die Patientin war eine 46-jährige freiberufliche Journalistin, die mit ihren beiden Kindern und ihrem Ehemann zusammenlebte. Sie suchte eine Therapie wegen intensiver Gefühlslagen, die seit vielen Jahren immer wieder über Monate hinweg von niedergedrückter zu gegenwärtig überdrehter Stimmung wechselten, bevor dann wieder ein depressiver Zustand eintrat.

Im manischen Zustand arbeitete sie viel, schlief und aß wenig, und traute sich zu viel zu. Zum Beispiel arbeitete sie dann an spannenden Reportagen, in denen sie Prominente interviewte, um den Beitrag dann bei auflagenstarken Illustrierten einzureichen. Sie fühlte sich dann als jemand Besonderes und war von Ihrem Erfolg überzeugt. Sie ging auch auf Empfänge, wo sie Kontakt mit Prominenten suchte, und besuchte Partys, um sich zu amüsieren; hierbei zeigte sie mitunter sexuell provokantes Verhalten. Ihre teilweise gute Laune konnte in eine gereizte Stimmung übergehen, wenn sie damit nicht Erfolg hatte oder andere ihre Laune nicht teilten. Da sie sich in der Vergangenheit während dieser manischen Phasen auch von ihrer Familie entfremdete, war sie entschlossen, sowohl ihre Medikamente zu nehmen als auch in der Psychotherapie einem „Absturz“ entgegenzuarbeiten. Bei der Erarbeitung eines Erklärungsmodells (vgl. Abbildung 59) arbeitete sie motiviert mit. Zunächst

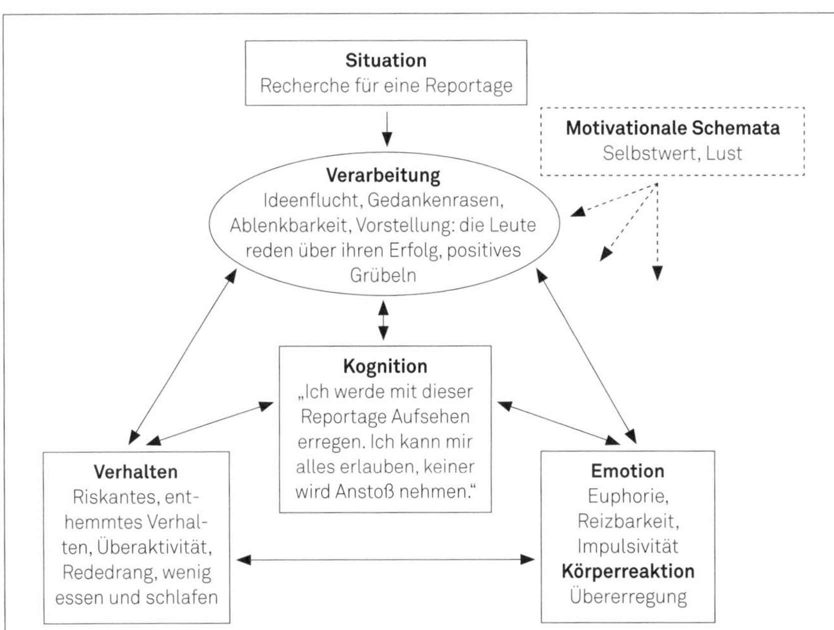

Abbildung 59: Erklärungsmodell zu positiver Affektspirale (bipolare Störung)

wurde die Tendenz in den Vordergrund gerückt, sich permanent mit eigenen Stärken, positive Erfahrungen und günstigen Lebensumständen zu beschäftigen und eine ungehemmte Aufwärtsspirale mit positiver Stimmung zu erzeugen. Diese Tendenz wurde im Gegensatz zu depressivem Grübeln als „positives Grübeln" bezeichnet.

Aufgrund der vorangegangenen manischen Phasen hatte die Patientin Einsicht in die ungünstigen Auswirkungen von einem emotionalen Spannungsaufbau, einem sogenannten Kick. Andererseits fehlte ihr die Wahrnehmung, wie diese Kicks mit ihrer Verarbeitung und positivem Grübeln zusammenhängen. Deshalb wurde ein Verarbeitungsexperiment durchgeführt, in dem sie die Auswirkungen von positivem Grübeln mit einer distanzierteren Sichtweise von Erlebnissen vergleichen konnte (vgl. Abbildung 60).

Aufgrund des Verarbeitungsexperimentes wurde der Patientin deutlich, dass eine kontrollierte, eher distanzierte Verarbeitungsweise ihr hilft, das Aufschaukeln der positiven Affektspiralen zu bremsen. Dies sollte sie als Hausaufgabe dann auch auf die Ideenflucht übertragen, indem sie ein Ideentagebuch führte. Ziel war es, den Prozess der Ideenproduktion zu verlangsamen, indem sie alle Ideen, die ihr einfielen, aufschrieb und aus einer distanzierten, objektiven Sichtweise bewerten sollte („Wie gut ist die Idee?"; 0–100; 100 = sehr gute Idee).

Impulsivität kontrollieren

Ein weiteres Problem war die Überzeugung, dass sie von anderen wenig Wertschätzung erfährt, wenn sie nicht Grenzen der sozialen Konventionen überschreitet. Deshalb wurde ein Verhaltensexperiment geplant, in dem sie eine Problemsituation (Sektempfang) aufsuchen sollte, um diese Überzeugung zu prüfen (vgl. Abbildung 61). Dabei sollte sie problematische Verhaltensweisen unterlassen und sich auch nicht in eine positive Affektspirale hineinsteigern.

Arbeitsblatt: Verarbeitungsexperiment		
Situation und Zeitpunkt		In der Therapiesitzung: Anleitung zur Vorstellung eines erfreulichen Ereignisses, bei dem sie sich glücklich gefühlt hat.
Experiment	Problembezogenes Verarbeitungsmuster	Anleitung zum positiven Grübeln: „Sehen Sie die Szene vor Ihrem geistigen Auge. Erleben Sie die Situation noch einmal, als ob sie Ihnen noch einmal widerfahren würde. Während Sie die glückliche Erinnerung noch einmal durchleben, versuchen Sie, die Emotionen zu verstehen, die Sie während des Ereignisses empfunden haben. Warum hatten Sie diese Gefühle? Was waren die Ursachen und Gründe hierfür?“ Anschließend: Stimmung einschätzen (0-100, 100=sehr gut).
	Alternatives Verarbeitungsmuster	Anleitung zur Reflexion: „Gehen Sie an den Ort und die Zeit des gleichen glücklichen Ereignisses zurück und sehen Sie die Szene erneut vor Ihrem geistigen Auge. Gehen Sie ein paar Schritte zurück, und betrachten Sie das Ereignis nun aus der Ferne. Beobachten Sie sich selbst von außen, wie das Ereignis mit Ihnen stattfindet.“ Anschließend: Stimmung einschätzen (0-100, 100=sehr gut).
	Hinweise für Zutreffen der Erwartung	Vergleich der Stimmung
Durchführung		Das Verarbeitungsexperiment wird durchgeführt.
Ergebnis der Umsetzung		Positives Grübeln führt zu intensiveren positiven Gefühlen als Reflexion (90 vs. 60).
Schlussfolgerung	Wie hilfreich sind das problembezogene und das alternative Verarbeitungsmuster? (0–100 %)	Wenn ich mich mit den Gründen für meine gute Stimmung und meinen positiven Eigenschaften beschäftige, mache ich aus einer positiven Erinnerung einen Kick. Wenn ich eher aus der distanzierten Vernunft-Perspektive nachdenke, ist die Stimmung zwar positiv, jedoch nicht so intensiv.

Abbildung 60: Beispiel für ein Verarbeitungsexperiment zu positivem Grübeln

Arbeitsblatt: Verhaltensexperiment		
Überzeugung	Negative Überzeugung	Nur wenn ich provokantes Verhalten zeige, bekomme ich von anderen Personen Aufmerksamkeit und Anerkennung.
	Wie sehr bin ich überzeugt? (0–100 %)	90%
	Ggf. Alternativüberzeugung	Ich kann einen guten Kontakt zu anderen Personen bekommen, auch wenn ich mich im Rahmen der Konventionen bewege.
Situation und Zeitpunkt		Auf Sektempfang gehen
Negative Erwartung		Andere werden mich nicht beachten, ich werde mich den ganzen Abend unwohl fühlen.
Experiment	Verhalten, das gezeigt werden soll	Ich werde mich hinsetzen und erst einmal den Reden zuhören. Anschließend werde ich die Person neben mir ansprechen. Ich werde offen sein für die Themen, die die Person einbringt, aber auch eigene Themen einbringen.
	Hinweise für Zutreffen der Erwartung	Ich achte darauf, ob sich andere Personen von mir abwenden oder nicht auf ein Gespräch eingehen, wenn ich etwas sage.
	Reaktionen, die unterlassen werden sollen	Nicht durch provokantes Verhalten auffallen, kein Flirten, nicht die Aufmerksamkeit durch vieles und schnelles Reden auf sich ziehen, sich keinen „emotionalen Kick" geben.
Selbstmotivierung (Gründe für Umsetzung)		Ich will aus dem Teufelskreis herauskommen, durch den ich mich und meine Familie gefährde. Ich will mehr Selbstvertrauen entwickeln, dass ich mich auch ohne die „emotionalen Kicks" gut fühlen kann.
Durchführung		Das Verhaltensexperiment wird durchgeführt.
Ergebnis der Umsetzung		Ich habe mich an den vereinbarten Plan gehalten und kein provokantes Verhalten gezeigt. Ich habe mehr gesessen, als dass ich herumgegangen bin, und mich mit mehreren Personen unterhalten. Andere haben mir interessiert zugehört, und ich habe mich bemüht, auf ihre Themen einzugehen.
Schlussfolgerung (Wie sehr bin ich jetzt von negativer Erwartung überzeugt? (0–100 %)		Ich komme ohne das provokante Verhalten besser bei anderen an und konnte auch ohne den „Kick" die Veranstaltung besser genießen als erwartet (50%). Ich konnte mich besser kontrollieren als in der Vergangenheit. Vielleicht kann ich auf diese Weise ein Auf und Ab verhindern und ausgeglichener werden.

Abbildung 61: Beispiel für ein Verhaltensexperiment zur Erwartung, ohne grenzüberschreitendes Verhalten ignoriert zu werden

In der Nachbesprechung zeigte sich, dass die Patientin über ihre verbesserte Fähigkeit, ihre Emotionen regulieren zu können, mehr Selbstvertrauen entwickelte. Im Zuge dessen wurde auch das ausgeprägte Bedürfnis nach Bestätigung durch andere bearbeitet. Die Patientin konnte sich auf weitere Verhaltensexperimente einlassen, in denen sie die Überzeugung überprüfte, ob die Familienmitglieder und Freund:innen ihr gegenüber auch Zuneigung und Sympathie ausdrücken, wenn sie keine außergewöhnlichen Leistungen zeigt (z. B. keine sensationelle Erfolge durch Reportagen erzielt). Die Rückmeldung von anderen half ihr, eine differenziertere Sicht auf die eigenen Stärken und Schwächen zu gewinnen und diese akzeptieren zu lernen.

6 Schwierigkeiten bei der Durchführung von Verhaltensexperimenten

Verhaltensexperimente sind herausfordernd

Verhaltensexperimente stellen für Patient:innen eine große Herausforderung dar, da sie sich einem Problem stellen und hier auf die gewohnten Strategien der Bewältigung verzichten sollen. Angesichts der Konfrontation mit negativen Auswirkungen und unangenehmen Gefühlen sind Vermeidungstendenzen unausweichlich. Sie zeigen sich in der Regel bereits bei der Planung von Verhaltensexperimenten, etwa indem ein negativer Ausgang als sicher eingeschätzt wird, oder indem eine Hausaufgabe nicht umgesetzt wird. Die Bezugnahme auf das Erklärungsmodell kann helfen, die in der Vorbesprechung aktivierte Vermeidungstendenz mit den Ängsten und Erwartungen zu erklären, die auch zur Entstehung und Aufrechterhaltung des Problems beigetragen haben. Damit wird klarer, dass sich auch in der Therapie fortsetzt, was sich im Alltag abspielt. Hier ist es hilfreich, die Entschlossenheit der:des Patient:in anzusprechen, sich in der Therapie auf Veränderungen einzulassen.

Aus Sicht von Patient:innen sind die Kosten von Verhaltensexperimenten hoch; mitunter ist jedoch der Nutzen unklar. Deshalb können Vermeidungstendenzen besser überwunden werden, wenn Therapeut:innen die Ziele und Werte bewusst machen, die durch Überwindung der Barrieren und durch bessere Bewältigung des Problems erreicht werden können. Daher ist im Verlauf der Therapie immer wieder das Positiv-Modell heranzuziehen (vgl. Kapitel 3.4) und die Ergebnisse der Klärung persönlicher Werte (vgl. Seite 141/142 im Anhang) sollten immer wieder ins Gedächtnis gerufen werden. Sich der mit Verhaltensexperimenten verbundenen „Zerreißproben“ zu stellen, setzt aber auch ein Vertrauensverhältnis zur:zum Therapeut:in voraus, indem von ihr:ihm die Kompetenz erwartet wird, den Nutzen des Vorgehens zu beurteilen.

Vertrauen, Geduld, Gelassenheit

Umgekehrt ist auch für die:den Therapeut:in die Konfrontation mit einer teilweise schwer zu kontrollierenden Lebensrealität mit Ambivalenzen verbunden. Therapeut:innen müssen daher ein hohes Maß an Vertrauen in den Prozess haben. Selbst wenn das Ergebnis des Experimentes ungünstig ist, so besteht die Chance, an den Verarbeitungsmöglichkeiten der:des Patient:in zu arbeiten.

Komplikationen besprechen und vorbeugen

Unvorhersehbare Ereignisse oder Reaktionen anderer Menschen können als „Störvariablen“ großen Einfluss auf den Verlauf nehmen. Zum Beispiel können unerwartet negative Reaktionen nahestehender Personen oder Konflikte am Arbeitsplatz die Stimmung erheblich beeinträchtigen. Manche dieser Probleme lassen sich jedoch auch bis zu einem gewissen Grad vorhersehen. Es ist daher empfehlenswert, mit der:dem Patient:in vorher auch über mögliche Komplikationen zu sprechen und auf die Auswirkungen vorzubereiten. Zum Beispiel reagieren andere Menschen zwar in der Regel positiver, als es viele Patient:innen mit Depression erwarten; jedoch leiden auch viele Mitmenschen unter einer negativen Stimmung und verhalten sich gereizt und ablehnend. Diese Erfahrung wird von Patient:innen häufig negativ interpretiert, zum Beispiel auf sich selbst attribuiert. Deshalb sollten Alternativüberzeugungen so formuliert werden, dass sie auch bei Eintreten solcher Komplikationen noch plausibel sind. Positive Aussagen sollten relativiert werden (z. B. „Die meisten Menschen reagieren verständnisvoll“ statt „Andere sind empathisch“), und statt einer Entweder-Oder-Logik ein Sowohl-als-auch-Denken vermittelt werden (z. B. „Auch wenn die Person mich kritisierte, so reagierten doch die meisten anderen Anwesenden positiv.“).

Ein übermäßiges Bedürfnis nach Kontrolle des Ausgangs von Verhaltensexperimenten ist ein häufiger Hinderungsgrund für Therapeut:innen, Verhaltensexperimente anzuwenden. Dem liegt allerdings die ungünstige Einstellung zugrunde, sich für die Erfahrungen der:des Patient:in verantwortlich zu fühlen. Die Verantwortung von Therapeut:innen kann jedoch nicht darin liegen, Patient:innen vor negativen Erfahrungen zu bewahren, vielmehr liegt sie darin, ihnen zu helfen, insbesondere negative Erfahrungen besser verarbeiten zu können. Insofern sollten sich Therapeut:innen mehr auf die Verbesserung der Verarbeitungsmöglichkeiten als auf die Kontrolle negativer Ergebnisse konzentrieren. Um „böse Überraschungen“ und destruktive Erfahrungen in Verhaltensexperimenten zu vermeiden, ist eine vorherige Einschätzung der Verarbeitungsmöglichkeiten der:des Patient:in wichtig. Deshalb wird empfohlen, frühzeitig ungünstige Verarbeitungsprozesse im Rahmen des Störungsmodells zu thematisieren und gezielt adaptive Ressourcen zu entwickeln (vgl. Kapitel 2.6).

7 Stand der Forschung und empirische Evidenz

Als isolierte Behandlungstechnik wurden Verhaltensexperimente bislang wenig untersucht, da sie in starkem Maße in den Prozess der kognitiven Verhaltenstherapie eingebettet sind. Hinweise auf die Effektivität lassen sich aufgrund direkter Vergleiche zwischen kognitiven Therapieprogrammen mit Einbeziehung von Verhaltensexperimenten und habituationsorientierter Expositionsbehandlung ableiten.

Übersicht mit 14 Studien

Eine systematische Übersicht mit 14 Studien (McMillan & Lee, 2010) ergab gute Hinweise für die Effektivität von Verhaltensexperimenten vor allem bei Sozialen Angststörungen und Spezifischen Phobien; bei Panikstörungen und Zwangsstörungen waren die Hinweise weniger deutlich. Allerdings weisen McMillan und Lee auf die deutlichen methodischen Einschränkungen hin. Bedauerlicherweise hat sich an der Studienlage bis heute nicht viel gebessert.

Randomisiert-kontrollierte Studien der Oxforder Arbeitsgruppe mit Patient:innen mit Panikstörung und Agoraphobie (Salkovskis, Hackmann, Wells, Gelder & Clark, 2007) und Sozialer Angststörung (Clark et al., 2006) zeigen konsistent eine signifikante Überlegenheit der kognitiven Therapie einschließlich Verhaltensexperimente gegenüber habituationsorientierter Exposition. Auch bei Posttraumatischer Belastungsstörung konnte in verschiedenen randomisiert-kontrollierten Studien die signifikante Überlegenheit kognitiver Therapie mit Verhaltensexperimenten gegenüber aktiven Kontrollbedingungen gezeigt werden (für einen Überblick siehe Murray & El-Leithy, 2021). Im Vergleich zu rein verbalen Interventionen zeigten Verhaltensexperimente auch in der Behandlung von Schlafstörungen signifikant bessere Effekte (Tang & Harvey, 2006). Unkontrollierte Studien finden ebenfalls deutliche Veränderungen bei Zwangsstörungen (Fisher & Wells, 2005) und auch in einer Einzelfallanalyse bei Schizophrenie (Hagen & Nordahl, 2008).

RCTs fehlen

Somit zeigen die Studien die große Bandbreite an Anwendungsmöglichkeiten, jedoch fehlen Untersuchungen (sogenannte „dismantling studies"), die eine gezieltere Analyse der Intervention Verhaltensexperiment ermöglichen. Ein prinzipielles Grundproblem ist, dass sich die Effekte „reiner" Verhaltensexperimente kaum von der kollaborativen Fallkonzeption und den verbalen Techniken des Sokratischen Dialogs trennen lassen. Eine der wenigen Studien, in denen Verhaltensexperimente in isolierter Form (d.h. in einer Sitzung; „one-session experiment“) mit dem Führen von Gedankenprotokollen bei Patient:innen mit subklinischen Zwangsgedanken verglichen wurde, ergab eine deutliche Überlegenheit der Verhaltensexperimente (McManus et al., 2012).

Fazit

Insgesamt sind die empirischen Hinweise auf die Effektivität von Verhaltensexperimenten zwar als positiv zu bewerten, jedoch ist die Datenlage für eine methodisch gut abgesicherte Aussage noch eingeschränkt.

8 Ausblick

Verhaltensexperimente stellen einen integralen Bestandteil kognitiver Verhaltenstherapie dar und können die Wirksamkeit psychotherapeutischer Routinebehandlungen signifikant verbessern. Durch die Flexibilität der Methode können Verhaltensexperimente die Anregungen aus der aktuellen Forschung aufnehmen und in die sich verändernde Versorgung integriert werden. Im Folgenden sind einige Aspekte herausgegriffen, die perspektivisch in diesem dynamischen Prozess für die Umsetzung von Verhaltensexperimenten bedeutsam werden könnten.

Anregungen aus den Ergebnissen der experimentellen Psychologie. Die Nutzung von Erkenntnissen aus der psychologischen Grundlagenforschung ist nicht nur wichtig für die Weiterentwicklung einer prozessbasierten Psychotherapie (vgl. Kapitel 2.5), sondern auch ein Grundprinzip für die Ableitung von Verhaltensexperimenten. Besonders deutlich wird das für die Gestaltung von Verarbeitungsexperimenten, die im Prinzip die Methodik von experimentellen Studien auf den Einzelfall übertragen, um den Einfluss von adaptiven Verarbeitungsstrategien auf störungsrelevante Prozesse zu überprüfen. Ein Beispiel hierfür ist das „Weißer-Bär-Experiment" (vgl. Abbildung 30), das die aufrechterhaltende Funktion von Gedankenunterdrückung bei einer Reihe von Störungsprozessen wie Zwangsgedanken oder exzessiven Sorgen demonstriert.

Wissenschaftliche Experimente in die Therapie übertragen

Für die Entwicklung von Verarbeitungsexperimenten könnte in den nächsten Jahren die Umsetzung von Fortschritten in der Gedächtnispsychologie bei unterschiedlichen Störungen besonders fruchtbar sein. Ein vielversprechender Ansatz ist zum Beispiel die Berücksichtigung des „Predictive Processing"-Modells für die Planung von Verhaltensexperimenten bei Depressionen (Kube & Hildebrandt, 2021). Danach kann der rigiden Tendenz zur Beibehaltung von negativen Überzeugungen und Immunisierungsstrategien gegen positive Erfahrungen vorbeugt werden, indem man bereits in der Planungsphase nicht nur negative, sondern auch positive Erwartungen möglichst präzise und explizit ausformuliert. Hierdurch sind die Ergebnisse eines Verhaltensexperimentes eindeutiger zuzuordnen. Zusätzlich sollten auch die Kriterien für das Zutreffen positiver (und nicht nur negativer) Erwartungen präzisiert werden, um trennschärfer adaptive von maladaptiven Erfahrungen abgrenzen zu können. Das in Kapitel 4.3.3 beschriebene Vorgehen empfiehlt zwar, sukzessive zunächst maladaptive und dann adaptive Überzeugungen zu prüfen; jedoch könnte die gleichzeitige Bearbeitung insbesondere bei starken Immunisierungstendenzen bessere Fortschritte mit sich bringen.

Verhaltensexperimente digital unterstützen

Verhaltensexperimente in Blended-Care-Settings. Mit der COVID-19-Pandemie hat sich der Trend zur Integration digitaler Technik in die Psychotherapie verstärkt. Im Hinblick auf die Anwendung von Verhaltensexperimenten könnten Blended-Care-Strategien vor allem im Hinblick auf die Vor- und Nachbereitung hilfreich sein. Dadurch, dass sich Psychotherapeut:innen online mit Klient:innen austauschen können, wird eine verbesserte Abstimmung der Planung vor Ort („in vivo") und Analyse der Ergebnisse im Anschluss auch bei Verhaltensexperimenten im privaten Lebensraum möglich, in dem die Präsenz der:des Therapeut:in nicht akzeptabel wäre. Darüber hinaus können digitale Medien, insbesondere mobile Apps, die Erfassung und Online-Übertragung von relevanten Daten einschließlich den Informationen aus Arbeitsblättern zum Verhaltensexperiment ermöglichen. Die Erfassung des Ablaufs von Verhaltensexperimenten durch Audio- und Video-Aufnahmen auf dem Handy ermöglicht es den Klient:innen, eine realistischere Perspektive des eigenen Aussehens, Verhaltens oder sozialer Reaktionen in der Alltagssituation zu entwickeln. Ausgearbeitete Manuale für Online- bzw. Remote-Therapiestrategien mit Verhaltensexperimenten sind zum Beispiel für die Soziale Angststörung von der Oxforder Arbeitsgruppe um David M. Clark (Warnock-Parkes et al., 2020) publiziert worden.

Selbsterfahrung fördert therapeutische Kompetenzen

Verarbeitungs- und Verhaltensexperimente für Therapeut:innen. Die Durchführung von Verhaltensexperimenten stellt hohe Anforderungen an die Kompetenzen von Therapeut:innen. Die erforderlichen Kompetenzen umfassen nicht nur Störungswissen und technisches Wissen zur Durchführung von Verhaltensexperimenten, sondern auch die Fähigkeit, eine genaue Wahrnehmung problematischer Verarbeitungsweisen, der Emotionsregulation und der motivationalen Prozesse bei Klient:innen entwickeln zu können. Diese Kompetenzen werden zwar in Studium und Ausbildung mitberücksichtigt, werden jedoch am wirkungsvollsten durch persönliche Erfahrung bzw. Selbsterfahrung aufgebaut. Dabei können vor allem der Umgang mit der emotionalen Ambivalenz von Annäherungs- und Vermeidungsmotivation (vgl. Kapitel 4.3.3) und die motivationalen Auswirkungen von neuen Erfahrungen im Alltag besser nachvollzogen werden. Deshalb sind Selbsterfahrungsübungen mit Verhaltensexperimenten ein wichtiger Bestandteil in der Vermittlung von Durchführungskompetenzen im Rahmen von Ausbildungsworkshops. Sie verdeutlichen auch, welche besondere Rolle die:der Therapeut:in für die Vorbereitung und Motivierung ebenso wie für die Reflexion und Nachbereitung spielt, um wirksame Anregung für neue Erfahrungen zu geben. Die Leser:innen dieses Buches seien deshalb ausdrücklich ermutigt, anhand der im Anhang befindlichen Materialien die verschiedenen Schritte im Vorgehen am Beispiel eines eigenen Problems selbst durchzuarbeiten. Zusätzliche Anregungen für die Selbsterfahrung mit Verhaltensexperimenten finden sich auch bei Bennett-Levy et al. (2015).

9 Weiterführende Literatur

Bennett-Levy, J., Butler, G., Fennell, M., Hackman, A., Mueller, M. & Westbrook, D. (2004). *Oxford guide to behavioural experiments in cognitive therapy*. Oxford: Oxford University Press.

Hoyer, J. & Niermann, H.C.M. (2021). Expositionsübungen und Verhaltensexperimente: Varianten des erfahrungsbasierten Lernens in der Verhaltenstherapie. *Verhaltenstherapie, 31,* 30–39.

Teismann, T. & Ertle, A. (2011). Verhaltensexperimente in der kognitiven Therapie. *Verhaltenstherapie, 21,* 117–124.

10 Literatur

Beck, A.T. & Clark, D.A. (1988). Anxiety and depression: An information processing perspective. *Anxiety Research, 1*(1), 23–36. https://doi.org/10.1080/10615808808248218

Beck, A.T. & Haigh, E.A. (2014). Advances in cognitive theory and therapy: The generic cognitive model. *Annual Review of Clinical Psychology, 10,* 1–24. https://doi.org/10.1146/annurev-clinpsy-032813-153734

Beck, A.T., Rush, A.J., Shaw, B.F. & Emery, G. (1979). *Cognitive therapy of depression.* New York: Guilford Press.

Bennett-Levy, J. (2003). Mechanisms of change in cognitive therapy: The case of automatic thought records and behavioural experiments. *Behavioural and Cognitive Psychotherapy, 31,* 261–77. https://doi.org/10.1017/S1352465803003035

Bennett-Levy, J., Butler, G., Fennell, M., Hackman, A., Mueller, M. & Westbrook, D. (2004). *Oxford guide to behavioural experiments in cognitive therapy.* Oxford: Oxford University Press. https://doi.org/10.1093/med:psych/9780198529163.001.0001

Bennett-Levy, J., Thwaites, R., Haarhoff, B. & Perry, H. (2015). *Experiencing CBT from the inside out: A self-practice/self-reflection workbook for therapists.* New York: Guilford Press.

Berlyne, D.E. (1960). *Conflict, arousal, and curiosity.* New York: McGraw-Hill Book Company. https://doi.org/10.1037/11164-000

Clark, D.M. (1989). Anxiety states: Panic and generalized anxiety. In K. Hawton, P.M. Salkovskis, J. Kirk & D.M. Clark (Eds.), *Cognitive behaviour therapy for psychiatric problems: A practical guide* (pp. 52–96). Oxford: Oxford University Press.

Clark, D.M. (1999). Anxiety disorders: why they persist and how to treat them. *Behaviour research and therapy, 37 Suppl 1,* S5–S27. https://doi.org/10.1016/s0005-7967(99)00048-0

Clark, D.M., Ehlers, A., Hackmann, A., McManus, F., Fennell, M.J.V., Grey, N. et al. (2006). Cognitive therapy versus exposure and applied relaxation in social phobia: A randomized controlled trial. *Journal of Consulting and Clinical Psychology, 74,* 568–578. https://doi.org/10.1037/0022-006X.74.3.568

Clark, D.M. & Wells, A. (1995). A cognitive model of social phobia. In R.G. Heimberg, M.R. Liebowitz, D.A. Hope & I. Schneier (Eds.), *Social phobia: Diagnosis, assessment, and treatment* (pp. 69–93). New York: Guilford Press.

Clark, G.I. & Egan, S.J. (2015). The socratic method in cognitive behavioural therapy: A narrative review. *Cognitive Therapy and Research, 39*(6), 863–879. https://doi.org/10.1007/s10608-015-9707-3

David, D. & Szentagotai, A. (2006). Cognitions in cognitive-behavioral psychotherapies; toward an integrative model. *Clinical Psychology Review, 26*(3), 284–298. https://doi.org/10.1016/j.cpr.2005.09.003

Eifert, G.H. & Forsyth, J.P. (2005). *Acceptance and commitment therapy for anxiety disorders: A practitioner's treatment guide to using mindfulness, acceptance, and values-based behavior change strategies.* Oakland, CA: New Harbinger Publications.

Fisher, P.L. & Wells, A. (2005). Experimental modification of beliefs in obsessive-compulsive disorder: A test of the metacognitive model. *Behaviour Research and Therapy, 43,* 821–829. https://doi.org/10.1016/j.brat.2004.09.002

Foa, E.B. & Kozak, M.J. (1986). Emotional processing of fear: Exposure to corrective Information. *Psychological Bulletin, 99,* 20–35. https://doi.org/10.1037/0033-2909.99.1.20

Frank, R. (2017). Eudaimonisches Wohlbefinden: Erfüllung, vitale Lebendigkeit, Sinn und persönliche Entwicklung fördern. In R. Frank (Hrsg.), *Therapieziel Wohlbefinden* (S. 61–77). Berlin: Springer. https://doi.org/10.1007/978-3-662-53471-7

Grawe, K. (1998). *Psychologische Therapie.* Göttingen: Hogrefe.

Grosse Holtforth, M. & Grawe, K. (2002). *FAMOS – Fragebogen zur Analyse Motivationaler Schemata* (1. Aufl.). Göttingen: Hogrefe.

Grosse Holtforth, M. & Michalak, J. (2012). Motivation in psychotherapy. In R.M. Ryan (Ed.), *The Oxford handbook of human motivation* (pp. 441–462). New York: Oxford University Press.

Hagen, R. & Nordahl, H.M. (2008). Behavioural experiments in the treatment of paranoid schizophrenia: A single case study. *Cognitive Behavioural Practice, 15,* 296–305. https://doi.org/10.1016/j.cbpra.2007.09.004

Hayes, S.C. & Hofmann, S.G. (Eds.). (2018). *Process-based CBT: The science and core clinical competencies of cognitive behavioral therapy.* Oakland, CA: New Harbinger Publications.

Hayes, S.C., Levin, M.E., Plumb-Vilardaga, J., Villatte, J.L. & Pistorello, J. (2013). Acceptance and commitment therapy and contextual behavioral science: Examining the progress of a distinctive model of behavioral and cognitive therapy. *Behavior therapy, 44*(2), 180–198. https://doi.org/10.1016/j.beth.2009.08.002

Hayes, S.C., Strosahl, K.D. & Wilson, K.G. (2012). *Acceptance and commitment therapy: The process and practice of mindful change* (2nd ed.). New York: Guilford Press.

Hayes, S.C., Wilson, K.G., Gifford, E.V., Follette, V.M. & Strosahl, K. (1996). Experiential avoidance and behavioral disorders: A functional dimensional approach to diagnosis and treatment. *Journal of Consulting and Clinical Psychology, 64,* 1152–1168. https://doi.org/10.1037/0022-006X.64.6.1152

Hofheinz, C., Heidenreich, T. & Michalak, J. (2017). *Werteorientierte Verhaltensaktivierung bei depressiven Störungen.* Weinheim: Beltz.

Hofmann, S.G. & Hayes, S.C. (2019a). Functional analysis is dead: Long live functional analysis. *Clinical Psychological Science, 7,* 63–67. https://doi.org/10.1177/2167702618805513

Hofmann, S.G. & Hayes, S.C. (2019b). The future of intervention science: Process-based therapy. *Clinical Psychological Science, 7,* 37–50. doi:10.1177/2167702618772296

Hogan, R. & Hogan, J. (2010). *Motives, Values, Preferences Inventory Manual.* Tulsa, OK: Hogan Assessment Systems.

Janssen, N.P., Hendriks, G.J., Baranelli, C.T., Lucassen, P., Oude Voshaar, R., Spijker, J. et al. (2021). How does behavioural activation work? A systematic review of the evidence on potential mediators. *Psychotherapy and Psychosomatics, 90*(2), 85–93. https://doi.org/10.1159/000509820

Kanfer, F.H., Reinecker, H. & Schmelzer, D. (2012). *Selbstmanagement-Therapie* (8. Aufl.). Berlin: Springer. https://doi.org/10.1007/978-3-642-19366-8

Kazantzis, N., Luong, H.K., Usatoff, A.S., Impala, T., Yew, R.Y. & Hofmann, S.G. (2018). The processes of cognitive behavioral therapy: A review of meta-analyses. *Cognitive Therapy and Research, 42,* 349–357. https://doi.org/10.1007/s10608-018-9920-y

Kolb, D.A. (1984). *Experiential learning: Experience as the source of learning and development*. Englewood Cliffs, NJ: Prentice-Hall.

Kube, T. & Hildebrandt, A. (2021). „Ich denke, also sage ich vorher": Wie „Predictive Processing" Modelle den Einsatz von Verhaltensexperimenten bei Depressionen optimieren können. *Verhaltenstherapie, 31,* 61–69. https://doi.org/10.1159/000510610

Madan, C.R. & Singhal, A. (2012). Using actions to enhance memory: Effects of enactment, gestures, and exercise on human memory. *Frontiers in Psychology, 3,* 507. https://doi.org/10.3389/fpsyg.2012.00507

McManus, F., van Doorn, K. & Yiend, J. (2012). Examining the effects of thought records and behavioral experiments in instigating belief change. *Journal of behavior therapy and experimental psychiatry, 43*(1), 540–547. https://doi.org/10.1016/j.jbtep.2011.07.003

McMillan, D. & Lee, R. (2010). A systematic review of behavioral experiments vs. exposure alone in the treatment of anxiety disorders: A case of exposure while wearing the emperor's new clothes? *Clinical Psychology Review, 30*(5), 467–478.

Murray, H. & El-Leithy, S. (2021). Behavioural Experiments in Cognitive Therapy for Posttraumatic Stress Disorder: Why, When, and How? *Verhaltenstherapie, 31,* 50–60. https://doi.org/10.1159/000511921

Padesky, C. (2004). Behavioural experiments: At the crossroads. In J. Bennett-Levy, G. Butler, M. Fennell, A. Hackmann & M. Mueller (Eds.). *Oxford guide to behavioural experiments in cognitive therapy* (pp. 433–438). Oxford: Oxford University Press.

Perls, F.S., Hefferline, R.F. & Goodman, P. (2019). *Gestalttherapie*. Stuttgart: Klett-Cotta.

Risch, A.K., Stangier, U., Heidenreich, T. & Hautzinger, M. (2011). *Kognitive Erhaltungstherapie bei rezidivierender Depression*. Berlin: Springer.

Ritter, V. & Stangier, U. (2020). Prozessbasierte Therapie der körperdysmorphen Störung. *Der Psychotherapeut, 65,* 79–85. https://doi.org/10.1007/s00278-020-00402-4

Rokeach, M. (1973). *The nature of human values*. New York: The Free Press.

Ryff, C.D. (1989). Happiness is everything, or is it? Exploration on the meaning of psychological well-being. *Journal of Personality and Social Psychology, 6,* 1069–1081. https://doi.org/10.1037/0022-3514.57.6.1069

Salkovskis, P.M. (1991). The importance of behaviour in the maintenance of anxiety and panic: A cognitive account. *Behavioural Psychotherapy, 19*(1), 6–19. https://doi.org/10.1017/S0141347300011472

Salkovskis, P.M., Hackmann, A., Wells, A., Gelder, M.G. & Clark, D.M. (2007). Belief disconfirmation versus habituation approaches to situational exposure in panic disorder with agoraphobia: A pilot study. *Behaviour research and therapy, 45*(5), 877–885. https://doi.org/10.1016/j.brat.2006.02.008

Stangier, U. (2019). Prozessbasierte kognitive Verhaltenstherapie – Integration von kognitiver Verhaltenstherapie und Dritter Welle unter der Perspektive der Prozessorientierung. *Psychotherapeutenjournal, 3,* 236–243.

Stangier, U., Clark, D., Ginzburg, D. & Ehlers, A. (2016). *Soziale Angststörung*. Göttingen: Hogrefe. https://doi.org/10.1026/02719-000

Stucki, C. & Grawe, K. (2007). Bedürfnis- und motivorientierte Beziehungsgestaltung. *Psychotherapeut, 52*(1), 16–23. https://doi.org/10.1007/s00278-006-0507-9

Tang, N.K. & Harvey, A.G. (2006). Altering misperception of sleep in insomnia: Behavioral experiment versus verbal feedback. *Journal of consulting and clinical psychology, 74*(4), 767–776. https://doi.org/10.1037/0022-006X.74.4.767

Teismann, T. & Ertle, A. (2011). Verhaltensexperimente in der kognitiven Therapie. *Verhaltenstherapie, 21,* 117–124. https://doi.org/10.1159/000329003

Warnock-Parkes, E., Wild, J., Thew, G.R., Kerr, A., Grey, N., Stott, R. et al. (2020). Treating social anxiety disorder remotely with cognitive therapy. *Cognitive behaviour therapist, 13,* e30. https://doi.org/10.1017/S1754470X2000032X

Wells, A. (1997). *Cognitive therapy of anxiety disorders: A practice manual and conceptual guide.* Chichester: John Wiley & Sons.

11 Kompetenzziele und Lernkontrollfragen

Kompetenzziele

Das vorliegende Manual soll zu einer effizienten Planung und Durchführung von Verhaltensexperimenten beitragen, indem folgende Kompetenzen vermittelt werden:

1. Ein theoretisches Grundverständnis für die Zielsetzungen von Verhaltensexperimenten entwickeln.
2. Die zentrale Rolle maladaptiver Verarbeitungsprozesse und motivationaler Schemata für die Aufrechterhaltung von Störungen verstehen können.
3. Die unterschiedlichen Komponenten des Erlebens und Verhaltens einer:eines Patient:in in einem Störungsmodell differenzieren können.
4. Störungswissen in das individuelle Erklärungsmodell einer:eines Patient:in integrieren können.
5. Aus den Annäherungsmotiven der:des Patient:in ein Positiv-Modell ableiten können.
6. Die Ziele von Verhaltensexperimenten im Hinblick auf maladaptive und adaptive Verarbeitungsweisen und Überzeugungen differenzieren können.
7. Die Planung von Verhaltensexperimenten flexibel an individuelle Probleme und Störungen anpassen können.
8. Die Durchführung von Verhaltensexperimenten an unterschiedliche Settings und Kontextbedingungen anpassen können.
9. Adaptive Verarbeitungsprozesse durch die Planung von Verhaltensexperimenten fördern können.
10. Die Analyse und Reflexion der Ergebnisse eines Verhaltensexperimentes durch geleitetes Entdecken unterstützen können.

Lernkontrollfragen

1. Welche Zielsetzung haben Verhaltensexperimente?
   a. Verhalten experimentell zu manipulieren.
   b. Hypothesen über die Auswirkungen von Verhalten systematisch zu prüfen.
   c. Emotionen durch Konfrontation mit angstauslösenden Situationen zu aktivieren.
   d. Logische Analysen zu den Auswirkungen von Verhalten durchzuführen.

2. Welche der nachfolgenden Reaktionen sind unter maladaptiven Verarbeitungsprozessen zu fassen?
   a. Aufmerksamkeitsprozesse, die psychische Symptome aufrechterhalten.
   b. Top-down-Regulation von negativen Emotionen.
   c. Mentalisierung negativer Affekte.
   d. Erdulden, Vermeiden oder Überkompensieren.

3. Welche motivationalen Schemata sind am stärksten mit der Entwicklung von psychischen Störungen verbunden?
   a. Annäherungsmotive.
   b. Leistungsmotivation.
   c. Kontrollmotivation.
   d. Vermeidungsmotive.

4. Welche Komponenten des Erlebens und Verhaltens sind in einem prozessbasierten Erklärungsmodell der Störung enthalten?
   a. Situation, Organismus, Kognition, Emotion, Verhalten, Konsequenz.
   b. Situation, Kognition, Emotion, Verhalten, Bewältigungsprozesse.
   c. Situation, motivationale Prozesse, Verarbeitungsprozesse, Kognition, Emotion, Verhalten.
   d. Situation, Körperreaktion, Kognition, Emotion, Verhalten, Verstärkungsprozesse.

5. Welche Informationsquellen werden zur Entwicklung von Erklärungsmodellen von Psychotherapeut:innen genutzt?
   a. Klassifikationssysteme.
   b. Störungstheorien.
   c. Störungswissen.
   d. Behandlungstheorien.

6. Welche der nachfolgenden Ziele sind typisch für Verhaltensexperimente?
   a. Aufbau neuen Verhaltens.
   b. Veränderung von Bewältigungsprozessen.
   c. Prüfung von Überzeugungen.
   d. Verbesserung der Emotionsregulation.

7. Welche Aspekte stehen bei der Planung von Verhaltensexperimenten im Vordergrund?
   a. Vermeidung von negativen Erfahrungen
   b. Störung der:des Patient:in.
   c. Angstniveau der:des Patient:in.
   d. Zielsetzungen der Therapiephase.

8. Was untersucht ein Verarbeitungsexperiment?
   a. Die Auswirkungen von Kognitionen auf Verhalten.
   b. Die Auswirkungen von Emotionen auf Verhalten.
   c. Die Auswirkungen von Verarbeitungsweisen auf Emotionen.
   d. Die Wechselwirkung von Verarbeitungsprozessen auf Hirnprozesse.

9. Wie werden Verarbeitungsprozesse in der Planung von Verhaltensexperimenten berücksichtigt?
   a. Durch Einüben adaptiver Verarbeitungsprozesse und Unterlassen maladaptiver Verarbeitungsprozesse.
   b. Durch Selektion von Verhaltensweisen, die durch maladaptive Verarbeitungsprozesse aufrechterhalten werden.
   c. Durch Analyse adaptiver und maladaptiver Verarbeitungsprozesse nach dem Verhaltensexperiment.
   d. Durch Veränderung von Sicherheitsverhalten und Selbstaufmerksamkeit.

10. Welche Prinzipien sind bei der Analyse und Reflexion der Ergebnisse eines Verhaltensexperimentes zu beachten?
    a. Ergebnisse und Schlussfolgerungen orientieren sich an der Einschätzung der emotionalen Aktivierung im Verhaltensexperiment.
    b. Ergebnisse werden möglichst objektiv erfasst und Schlussfolgerungen im Hinblick auf die geprüften Überzeugungen abgewogen.
    c. Ergebnisse werden auf die Überzeugungen bezogen, Schlussfolgerungen auf die Fakten.
    d. Ergebnisse und Schlussfolgerungen werden im Hinblick auf Passung geprüft.

Beantworten Sie die hier abgedruckten Lernkontrollfragen in unserem Continuing Education Portal und sammeln Sie einfach und bequem Fortbildungspunkte der Kategorie D für Fachkräfte im Bereich Psychotherapie (CE). Der Zugang zu zertifizierten Online-Fortbildungen steht Ihnen rund um die Uhr zur Verfügung. Mehr Informationen zu diesem kostenpflichtigen Service finden Sie unter: ce.hogrefe.com

12 Anhang

Explorationsschema eines prozessbasierten Erklärungsmodells **1/2**

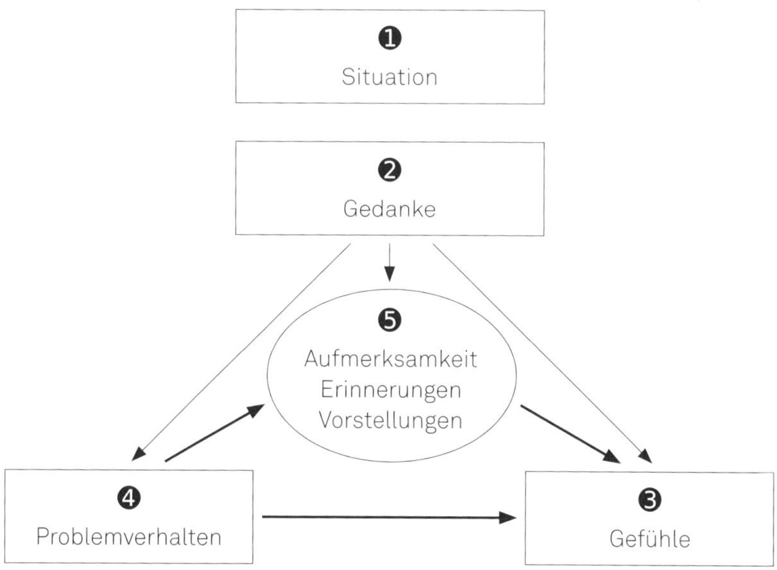

1. Identifizierung einer aktuellen Belastungssituation

- Wann hatten Sie in der letzten Zeit (z.B. in den letzten drei Tagen) intensive negative Gefühle?
- Was war das für eine Situation?

2. Negative Gedanken

- Was ging Ihnen durch den Kopf?
- Welche Gedanken hatten Sie?
- Welche Bedeutung hat die Erfahrung für Sie?
- Was ist daran so schlimm für Sie?

3. Negative Gefühle

- Welche Gefühle hatten Sie?
- War das Gefühl wie Angst? Niedergeschlagenheit? ...

Explorationsschema eines prozessbasierten Erklärungsmodells 2/2

4. Problemverhalten

- Haben Sie etwas gegen ___ (Problem) unternommen?
- Haben Sie etwas getan, um die Auswirkungen von ___ (Problem) zu verhindern?
- Haben Sie etwas getan, um ___ (Gefühle) zu kontrollieren?
- Vermeiden Sie ___ (Handlung), um keine negativen Gefühle zu haben?
- Haben Sie versucht, durch ___ (Handlung) ___ (Problem) zu verhindern?

5. Verarbeitung

- *Aufmerksamkeit*
  - Worauf richtet sich Ihre Aufmerksamkeit? Sind Sie mit sich beschäftigt?
  - Konzentrieren Sie sich ganz auf ___? Oder auf ___?
  - Bekommen Sie weniger mit, was um Sie herum geschieht?
- *Bilder*
  - Haben Sie ein Bild davon, wie Sie ___ (Handlung)? Können Sie dies beschreiben? Wie stellen Sie sich vor, auszusehen?
  - Wenn jemand ein Foto aufnehmen würde, was wäre darauf zu sehen?
- *Erinnerungen*
  - Gibt es eine bestimmte Erinnerung, die mit der Vorstellung ___ verbunden ist?
  - Ist mit der Vorstellung ein bestimmtes Erlebnis der Vergangenheit verbunden?
- *Veränderungen des Bewusstseins*
  - Hatten Sie das Gefühl, als betrachten Sie die Welt durch einen Schleier, oder erscheinen Personen und Gegenstände weit entfernt oder unwirklich?
  - Kamen Ihnen gegen Ihren Willen aufdringliche Gedanken in den Sinn?
  - Hatten Sie sich ständig wiederholende, endlos kreisende Gedanken, die nicht zur Lösung eines Problems führen?
  - Beschäftigten Sie sich permanent mit bevorstehenden persönlichen Schicksalsschlägen oder Katastrophen?
  - Hatten Sie das Gefühl, dass Ihre Vorstellungen und Gedanken in Handlungen übergehen, ohne dass Sie etwas dagegen tun können?

6. Wechselwirkung von Verhalten/Verarbeitung mit Gefühlen

- Welchen Einfluss haben Ihr Verhalten und Ihre Verarbeitung auf Ihre Gefühle?

Arbeitsblatt: Prozessbasiertes Erklärungsmodell (grafische Darstellung)

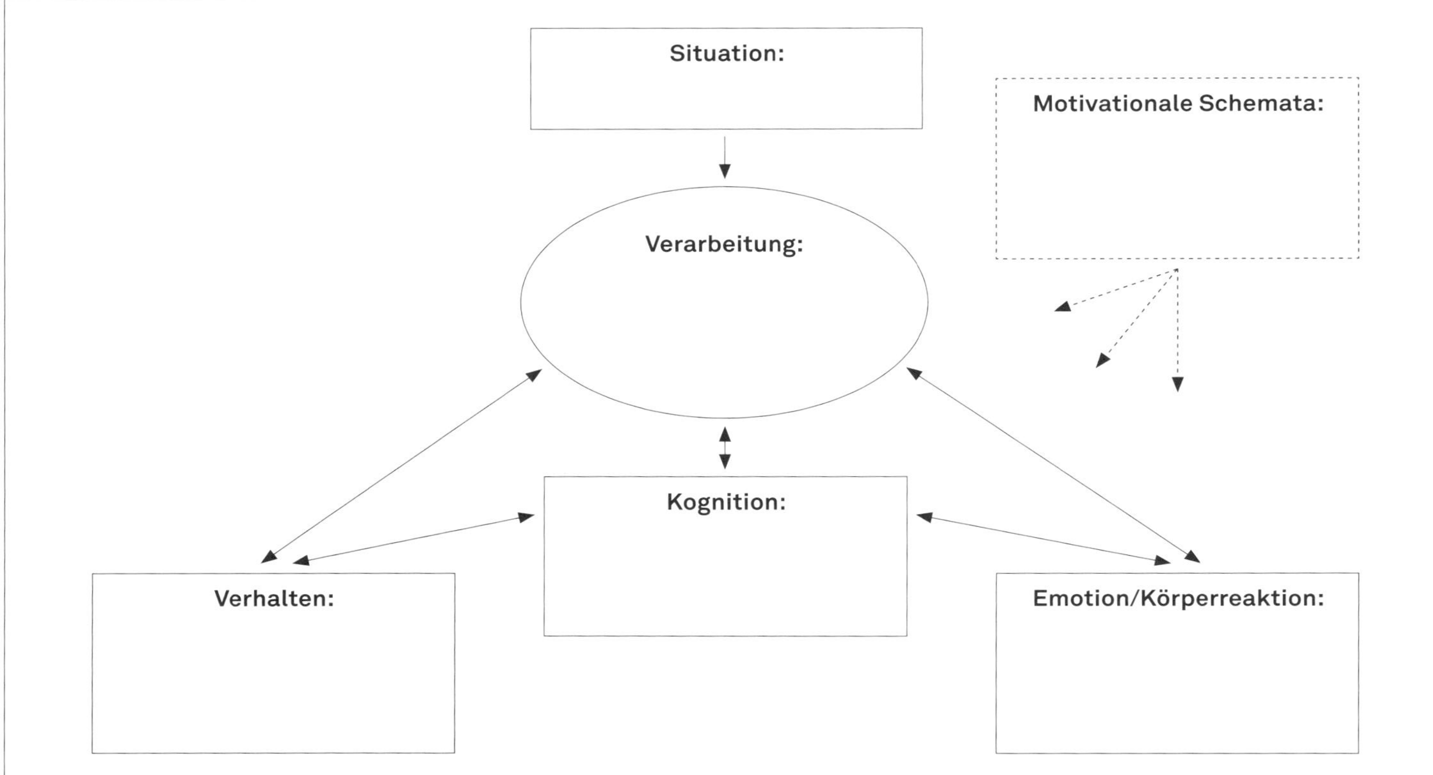

Arbeitsblatt: Prozessbasiertes Erklärungsmodell (Vorlage für Textverarbeitung)[1]

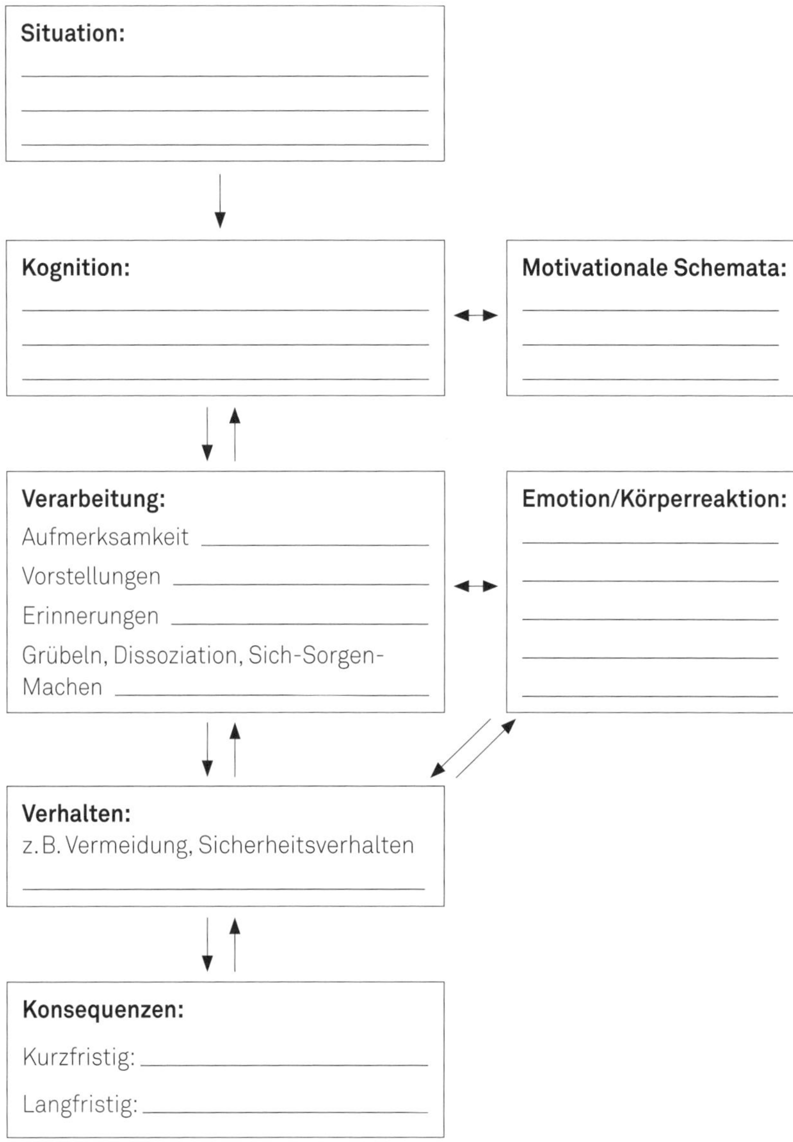

1 Diese Vorlage kann von Therapeut*innen benutzt werden, um in Textverarbeitungssystemen einen Textbaustein für den Bericht (Verhaltensanalyse: funktionales Bedingungsmodell) im Rahmen des Kassenantrags zu erstellen. Um das traditionelle verhaltenstherapeutische Modell zu integrieren, können auch die kurz- und langfristigen Konsequenzen explizit integriert werden.

Arbeitsblatt: Klärung persönlicher Werte (modifiziert nach Eifert & Forsyth, 2005; Risch et al., 2011) **1/2**

Im Folgenden finden Sie Lebensbereiche, die für viele Menschen als wichtig und wertvoll angesehen werden. Schätzen Sie zunächst die Bedeutung ein, die die verschiedenen Lebensbereiche für Sie persönlich haben. Wählen Sie dann den Bereich aus, der Ihnen am wichtigsten ist. Beschreiben Sie anschließend mit eigenen Worten, welche Werte und Ziele Sie in diesem Bereich haben, und welche Barrieren sich bei der Verfolgung der Ziele ergeben:

a) *Werte* sind grundsätzliche und dauerhafte Orientierungen im Leben (z.B. Vertrauen, Verantwortung).

b) *Ziele* sind konkrete Endpunkte der Verwirklichung, die Sie anstreben (z.B. eine berufliche Leitungsposition erreichen, in einer festen Partnerschaft leben).

c) *Barrieren* sind äußere oder innerliche Hindernisse, die dazu führen, dass Sie die Ziele nicht erreichen und die betreffenden Werte in Ihrem Leben nicht verwirklichen können.

1. Wichtige Lebensbereiche

Lebensbereich	Wie wichtig? (0-10)
Partnerschaft	0 1 2 3 4 5 6 7 8 9 10
Beziehungen zu eigenen Kindern	0 1 2 3 4 5 6 7 8 9 10
Beziehungen zur eigenen Familie	0 1 2 3 4 5 6 7 8 9 10
Freunde/Soziale Beziehungen	0 1 2 3 4 5 6 7 8 9 10
Arbeit/Beruf	0 1 2 3 4 5 6 7 8 9 10
Schule/Ausbildung	0 1 2 3 4 5 6 7 8 9 10
Freizeit und Erholung	0 1 2 3 4 5 6 7 8 9 10
Gesundheit/Körperliches Wohlbefinden	0 1 2 3 4 5 6 7 8 9 10
Glauben/Spiritualität	0 1 2 3 4 5 6 7 8 9 10
Rolle als Bürger:in	0 1 2 3 4 5 6 7 8 9 10

2. Lebensbereich mit der größten Bedeutung: ______________________

Arbeitsblatt: Klärung persönlicher Werte (modifiziert nach Eifert & Forsyth, 2005; Risch et al., 2011) **2/2**

3. Welche Werte sind mir in diesem Lebensbereich wichtig?

____

____

____

____

4. Welche konkreten Ziele habe ich?

____

____

____

____

5. Welche Barrieren erlebe ich beim Verfolgen der Ziele?

____

____

____

____

6. Wie könnte ich diese Barrieren überwinden?

____

____

____

____

Arbeitsblatt: Verhaltensexperiment		
Überzeugung	Negative Überzeugung	
	Wie sehr bin ich überzeugt? (0–100 %)	
	Ggf. Alternativüberzeugung	
Situation und Zeitpunkt		
Negative Erwartung		
Experiment	Verhalten, das gezeigt werden soll	
	Hinweise für Zutreffen der Erwartung	
	Reaktionen, die unterlassen werden sollen	
Selbstmotivierung (Gründe für Umsetzung)		
Durchführung		Das Verhaltensexperiment wird durchgeführt.
Ergebnis der Umsetzung		
Schlussfolgerung (Wie sehr bin ich jetzt von negativer Erwartung überzeugt? (0–100 %)		

Arbeitsblatt: Verhaltensexperiment (mit Erklärung)		
Überzeugung	Negative Überzeugung	Logik der negativen Denkweise herausfiltern und in übertriebener, zugespitzter Form formulieren; nicht hinterfragen, nicht die „vernünftige" Sichtweise integrieren, keine Zensur.
	Wie sehr bin ich überzeugt? (0–100 %)	Ausmaß der Identifikation mit der Überzeugung einschätzen.
	Ggf. Alternativüberzeugung	Wenn möglich, auch die Gegenstimme, die Alternativüberzeugung, formulieren.
Situation und Zeitpunkt		Wann und wo werde ich das Verhaltensexperiment umsetzen?
Negative Erwartung		An eine konkrete Situation denken und sich vorstellen, was genau in der Situation passieren wird, wenn die negative Überzeugung wahr wäre.
Experiment	Verhalten, das gezeigt werden soll	Was genau muss ich in der Situation tun, um zu testen, ob die übertriebene/zugespitzte Erwartung wirklich eintritt?
	Hinweise für Zutreffen der Erwartung	Wie werde ich feststellen, ob die erwartete Konsequenz eintritt (Kriterien für negative Bewertung anderer)?
	Reaktionen, die unterlassen werden sollen	Welche Gegenmaßnahmen sollte ich währenddessen/danach unterlassen? Welche ungünstigen Verarbeitungsweisen sollte ich unterlassen?
Selbstmotivierung (Gründe für Umsetzung)		Meine persönlichen Gründe, warum ich das Verhaltensexperiment entgegen meinen inneren Widerständen umsetzen werden.
Durchführung		Das Verhaltensexperiment wird durchgeführt.
Ergebnis der Umsetzung		Habe ich alles umgesetzt bzw. unterlassen, wie ich es mir vorgenommen hatte (Verhalten, Sicherheitsverhalten, ungünstige Verarbeitung)? *Ist die erwartete Konsequenz eingetreten?*
Schlussfolgerung (Wie sehr bin ich jetzt von negativer Erwartung überzeugt? (0–100 %)		Was habe ich gelernt? Welche Konsequenz habe ich aus meiner Erfahrung zu ziehen? Welche Sichtweise ist wahr? Was muss ich tun, um noch mehr Klarheit zu bekommen?

<table>
<tr><th colspan="3">Arbeitsblatt: Verarbeitungsexperiment</th></tr>
<tr><td colspan="2">Situation und Zeitpunkt</td><td></td></tr>
<tr><td rowspan="3">Experiment</td><td>Problembezogenes Verarbeitungs-muster</td><td></td></tr>
<tr><td>Alternatives Verarbeitungs-muster</td><td></td></tr>
<tr><td>Hinweise für Zutreffen der Erwartung</td><td></td></tr>
<tr><td colspan="2">Durchführung</td><td>Das Verarbeitungsexperiment wird durchgeführt.</td></tr>
<tr><td colspan="2">Ergebnis der Umsetzung</td><td></td></tr>
<tr><td>Schlussfolgerung</td><td>Wie hilfreich sind das problem-bezogene und das alternative Verarbeitungs-muster? (0–100 %)</td><td></td></tr>
</table>